Renate Wittig

Alternativen zum Psychopharmakaeinsatz in Senioreneinrichtungen

SCHRIFTENREIHE MASTERSTUDIENGANG CONSUMER HEALTH CARE

herausgegeben von Prof. Dr. Marion Schaefer

ISSN 1869-6627

18 *Heike Dally*
Anforderungen an das Design klinischer Studien in der Onkologie nach Einführung der frühen Nutzenbewertung
ISBN 978-3-8382-0933-3

19 *Malena Johannes*
Big Data for Big Pharma
An Accelerator for The Research and Development Engine?
ISBN 978-3-8382-0942-5

20 *Christian Keinki*
Informationsbroschüren für Krebspatienten
Eine empfehlenswerte Quelle für Ratsuchende?
ISBN 978-3-8382-0920-3

21 *Anne Thoring*
Gesundheits-Applikationen (Apps) von pharmazeutischen Unternehmen und Medizinprodukte-Herstellern
Chancen und Risiken für die Patientenkommunikation
ISBN 978-3-8382-1009-4

22 *Cornelia Wiese*
Frühe Nutzenbewertung von Arzneimitteln aus Sicht der behandelnden Ärzte
ISBN 978-3-8382-0923-4

23 *Raphael Sell*
Arzneimitteltherapiesicherheit aus der Apotheke
Eine Studie zur Medikationsanalyse
ISBN 978-3-8382-1187-9

24 *Moritz Bayer*
Das „Showrooming"-Verhalten von Konsumenten im deutschen Arzneimittel- und Apothekenmarkt
Ursachen, Ausprägungen und strategische Handlungsempfehlungen für die operative Apothekenführung
ISBN 978-3-8382-1160-2

25 *Renate Wittig*
Alternativen zum Psychopharmakaeinsatz in Senioreneinrichtungen
ISBN 978-3-8382-1212-8

Renate Wittig

ALTERNATIVEN ZUM PSYCHOPHARMAKAEINSATZ IN SENIORENEINRICHTUNGEN

ibidem-Verlag
Stuttgart

Bibliografische Information der Deutschen Nationalbibliothek
Die Deutsche Nationalbibliothek verzeichnet diese Publikation in der Deutschen Nationalbibliografie; detaillierte bibliografische Daten sind im Internet über http://dnb.d-nb.de abrufbar.

Bibliographic information published by the Deutsche Nationalbibliothek
Die Deutsche Nationalbibliothek lists this publication in the Deutsche Nationalbibliografie; detailed bibliographic data are available in the Internet at http://dnb.d-nb.de.

∞

Gedruckt auf alterungsbeständigem, säurefreien Papier
Printed on acid-free paper

ISBN-13: 978-3-8382-1212-8

Printed in the EU

Inhaltsverzeichnis

1. Abkürzungsverzeichnis

ADHS:	Aufmerksamkeitsdefizit-Hyperaktivitätsstörung
ADL:	Activities of Daily Life
APOE 4:	Apolipoprotein E 4
ARCD:	Age related cognitive decline
ATC:	Anatomisch-therapeutisch-chemische Klassifikation
BfR:	Bundesinstitut für Risikobewertung
BMI:	Body-Mass-Index
BPSD:	Behavioral and Psychological Symptoms of Dementia
CANTAB:	Cambridge Neuropsychological Test Automated Battery
CD:	Compact Disc
DDD:	Defined Daily Dose
DGSM:	Deutsche Gesellschaft für Schlafforschung und Schlafmedizin
DHA:	Docosahexaensäure
DIMDI:	Deutsches Institut für Medizinische Dokumentation
DSM:	Diagnostic and Statistical Manual of Mental Disorders = diagnostischer und statistischer Leitfaden psychischer Störungen
EKG:	Elektrokardiogramm
FAB:	Frontal Assessment Battery at Bedside
FDA:	Food and Drug Administration
GBA:	Gemeinsamer Bundesausschuss
GDS:	Geriatric Depression Scale
GKV:	Gesetzliche Krankenversicherung
HTA:	Health Technology Assessment
IADL:	Instrumental Activities of Daily Life
IQWIG:	Institut für Qualität und Wirtschaftlichkeit im Gesundheitswesen
KVB:	Kassenärztliche Vereinigung Bayerns
MMSE:	Mini-Mental-State-Examination

NNT:	Number needed to treat
NSMRI:	Non Selective Monoamine Reuptake Inhibitor = Nicht-selektiver Monoamin-Wiederaufnahmehemmer
PAL:	Paired Associates Learning
PANSS:	Positive and Negative Syndrome Scale
QT-c:	QT Intervall im Elektrokardiogramm
Sim A:	Selbständig im Alter
Sim A-P:	Selbständig im Alter-Programm
SSRI:	Selective Serotonin Reuptake Inhibitor = Selektiver Serotonin Wiederaufnahmehemmer
US:	United States
USA:	United States of America
WHO:	World Health Organization
WIdO:	Wissenschaftliches Institut der AOK

2. Zusammenfassung

Der Einsatz von Psychopharmaka in Pflegeheimen steht seit Jahren in der Kritik. Deshalb soll mit dieser Arbeit überprüft werden, ob es altersspezifische und geschlechtsspezifische Besonderheiten gibt. Dazu standen Daten der AOK-Versicherten über einen Zeitraum von fünf bis sechs Jahren zur Verfügung. Daraus wird ersichtlich, dass insgesamt mehr weibliche als männliche Patienten Psychopharmaka verordnet bekommen haben. Die Altersspanne der häufigsten Verordnungen lag bei 70 bis 80 Jahren. Eine Betrachtung nach den Pflegestufen und nach der Heimzugehörigkeit ergab, dass auf Patienten der Pflegestufe 0 der Hauptanteil von Psychopharmaka-Verordnungen in den Jahren von 2010 bis einschließlich 2014 in allen Pflegestufen entfiel. Immerhin war bei der Verordnung von Psycholeptika von 2010-2015 ein Abwärtstrend zu erkennen. Benzodiazepine als Vertreter der Psycholeptika und Antidepressiva als Vertreter der Psychoanaleptika sind am häufigsten weiblichen Patienten in der Altersklasse von 75-80 und männlichen von 70-75 Jahren verordnet worden.

In der weiteren Arbeit geht es einerseits darum, herauszufinden, ob durch Rehabilitations- und Trainingsprogramme die Selbständigkeit im Alter erhalten und gefördert werden kann. Inwieweit sowohl der physische als auch der kognitive Leistungsabbau beeinflussbar sind und welche Möglichkeiten zur Verfügung stehen, um diesen entgegenzuwirken, soll aufgezeigt werden. Dazu wurde im Einzelnen ein Aktivierungsprogramm für Senioren in stationären Pflegeeinrichtungen hinsichtlich der Mobilisierung von körperlichen und kognitiven Fähigkeiten verbunden mit den Auswirkungen auf den Alltag untersucht. Ein kombiniertes Training brachte erstaunliche Erfolge hinsichtlich der Reduktion der Anzahl der Sturzpatienten (um >50%). Die Sturzhäufigkeiten konnten um 70% reduziert werden. Des Weiteren zeigten sich Verbesserungen in den Parametern der Aktivität, kognitiven Wachheit und des positiven psychischen Wohlbefindens. Ein weiteres Aktivierungsprogramm richtete sich an Senioren, die noch selbständig in ihrem Haushalt leben konnten. Es zeigten sich durch diese Studie Erfolge in den Bereichen: gesunde Ernährung, körperliche Aktivität und soziale Vorsorge. Im Ergebnis konnte sowohl die geistige als auch die körperliche und soziale Kompetenz der Studienteilnehmer gesteigert werden. Interaktive Ansätze wirkten sich positiv auf die Motivation und Flexibilität aus. Durch andere Studien konnte belegt werden, dass körperliche Aktivität und Fitness schon in früherem Lebensalter positiven Einfluss auf den Erhalt der kognitiven Leistungsfähigkeit nimmt. Inwieweit Arzneimittel (insbesondere die Benzodiazepin-haltigen) Einfluss auf kognitive Fähigkeiten haben können, wurde anhand von Studien dargestellt. Im Ergebnis zeigte sich, dass Benzodiazepine die kognitive Leistungsfähigkeit herabsetzen können. Daher werden sie als Schlafmittel von Fachgesellschaften, laut nationalen und internationalen Leitlinien nur für eine maximale Anwendungsdauer von vier Wochen empfohlen. Andererseits wurde hinterfragt, welchen Einfluss bestimmte Nahrungsergänzungsmittel auf den Erhalt von kognitiven Fähigkeiten ausüben können. Es hat sich gezeigt, dass ein geringer Gehalt an Vitamin D im Blut mit einem erhöhten Risiko für den Abbau von kognitiven Fähigkeiten assoziiert war. Bei einer erhöhten Vitamin-D-Zufuhr verringerte sich das Risiko, an einer Alzheimer-Demenz zu erkranken. Aus weiteren Studien ging hervor, dass besonders chronisch kranke und pflegebedürftige ältere Menschen zu den Risikogruppen gehören, die einen Vitamin-D-Mangel ausbilden. Der Einsatz von DHA als präventive Option zur Erhaltung von kognitiven Fähigkeiten erwies sich bei möglichst frühzeitiger Gabe an gesunden Studienteilnehmern in der Tendenz als wirkungsvoll.

Zusätzlich sollte untersucht und diskutiert werden, welche nichtmedikamentösen Maßnahmen und Therapien zur Verfügung stehen, um positiven Einfluss auf das emotionale Wohlbefinden und die Lebensqualität im Alter mit Demenz oder Depressionen nehmen zu können. Ein besonderes Betreuungskonzept einer Senioreneinrichtung, die speziell auf die Bedürfnisse an Demenz erkrankter Senioren ausgerichtet ist, konnte während der Aufenthaltsdauer ihrer Bewohner eine Reduktion des Verbrauches an Psychopharmaka bewirken. Humor in Pflegeeinrichtungen mit Hilfe von Clown-Interventionen hinterließ ebenfalls positive Effekte bezogen auf das emotionale Wohlbefinden der Bewohner und des Pflegepersonals. Eine kognitive Verhaltenstherapie in der Studie erbrachte ebenso gute Ergebnisse bei der Behandlung von Depressionen ohne Angststörungen wie eine Antidepressiva-Behandlung mit SSRI. Als Alternative zu Antidepressiva (insbesondere SSRI) erwies sich die Aminosäure 5-Hydroxytryptophan zur Senkung der depressiven Symptomatik als ebenso wirkungsvoll. Darüber hinaus traten unter der 5-Hydroxytryptophantherapie weniger unerwünschte Arzneimittelwirkungen auf. Diese waren auch an einem geringeren Anteil an Patienten als unter der SSRI-Gabe beobachtet worden. Auch Musikinterventionen nahmen positiven Einfluss auf das Wohlbefinden der Senioren in stationären Pflegeeinrichtungen bei Demenz und Depression. Als besonderes Beispiel kann hier der Einsatz von Live-Musik genannt werden. Bei den aktiven Interventionen stellten sich die Erfolge durch ein erhöhtes Zugehörigkeitsgefühl zu einer Gruppe, ein gesteigertes Selbstvertrauen und einen sinkenden Depressionswert dar. Durch die Ergotherapie als weitere nichtmedikamentöse Maßnahme erfolgte eine effektive kognitive Stimulation bei leichter und mittelschwerer Form der Demenz. Bei schwerer Form der Demenz war eine Wirkung unter Einbeziehung von strukturierten und patientenorientierten Verfahren nachweisbar.

3. Einleitung

Der Begriff Kognition, der lateinischen Ursprungs ist und sich von cognoscere ableitet, das so viel bedeutet wie erkennen, erfahren, kennenlernen, beinhaltet eine Informationsverarbeitung von Menschen und anderen Systemen. Der Mensch verfügt über kognitive Fähigkeiten wie die Wahrnehmung, Aufmerksamkeit, Erinnerung, das Lernen und Problemlösen, aber auch die Kreativität, die Fähigkeit zu planen, die Orientierung, die Imagination, die Argumentation, die Introspektion, den eigenen Willen und nicht zuletzt den Glauben. Sogar Emotionen werden nicht unwesentlich von kognitiven Anteilen bestimmt und können selbst kognitive Fähigkeiten beeinflussen. Die Psychologie beschreibt die Kognition als mentale Prozesse und Strukturen eines Individuums. Dazu zählen die eigenen Gedanken, Wünsche, Absichten, Meinungen und Einstellungen zu bestimmten Sachverhalten. Aber auch Informationsverarbeitungsprozesse bezogen auf einen Lernvorgang und die Wissensverarbeitung lassen sich diesem Begriff zuordnen. Selbst bei gesunden Individuen ist die kognitive Leistungsfähigkeit begrenzt. Fähigkeiten wie das Wahrnehmen durch die Sinnesorgane, das Denken, Lernen, die Fähigkeit sich zu erinnern, die Konzentration und Motivation sowie die Geschwindigkeit der Informationsverarbeitung und Reaktion, die sich in entsprechenden Handlungen ausdrückt, können durch bestimmte äußere Einflussfaktoren, aber auch durch individuelle Befindlichkeiten, wie z.B. Müdigkeit und Lustlosigkeit, limitiert sein (119).

Mit steigendem Alter reduziert sich die Durchblutung und Sauerstoffversorgung des Gehirns, so dass die Impulsweiterleitung verlangsamt sein kann. Davon betroffen ist hauptsächlich das Kurzzeitgedächtnis. Ebenso verringert sich mit zunehmendem Alter die Fähigkeit, zuvor gelerntes Wissen abzurufen. Der Gedächtnisforscher Korte erklärt, dass dieses nicht an der Speichergröße des Gehirns liegt, die nahezu unbegrenzt ist, sondern an der verminderten Fähigkeit, eine bestimmte Information aus der Vielzahl der Erinnerungen wiederzufinden und aufzurufen (64). Vergleicht man das menschliche Gehirn mit einem

Computer, so kann es mit zunehmendem Alter zwar seine Rechengeschwindigkeit verlieren, dafür aber eine ständige Programmänderung vornehmen und damit die eigene Leistungskapazität interessanterweise teilweise sogar wieder erhöhen. Amerikanische Wissenschaftler unter der Leitung der Psychologin Sherry L. Willis untersuchen seit über fünfzig Jahren in der Seattle Longitudinal Study über das kognitive Altern über 6.000 Teilnehmer (97). Im Abstand von jeweils sieben Jahren wurde die geistige Fitness der Teilnehmenden überprüft. Die Wissenschaftler kamen in dieser Studie zu einem beeindruckenden Ergebnis: Die Teilnehmer der älteren Jahrgänge erhielten in nur zwei von insgesamt sechs Testkategorien schlechtere Ergebnisse. Diese beiden Testkategorien waren die Rechenfähigkeit und die Reaktionsschnelligkeit. In den anderen Testbereichen war mit dem Alter sogar eine Zunahme der kognitiven Fähigkeiten zu verzeichnen. Die besten Testergebnisse erhielten die Teilnehmer in der Altersklasse zwischen 55 und 60 Jahren. Das zeigt, dass das menschliche Gehirn in der Mitte des Lebens neue Fähigkeiten zu entwickeln scheint. Informationen können leichter verknüpft und wichtige von unwichtigen schneller unterschieden (und aussortiert) werden. Dieses Phänomen belegte der Psychologe Arthur F. Kramer sowie Ashley Nunes von der Universität Illinois durch eine Studie, die mit Hilfe von Fluglotsen durchgeführt worden ist (78). Während die Reaktionsgeschwindigkeit der jüngeren Lotsen in Routinesituationen deutlich höher war, reagierten die älteren Lotsen in unvorhergesehenen Situationen schneller. Unter dem Einfluss von vieldeutigen Informationen schnitten die älteren Lotsen ebenso besser ab. Diese schnellere Reaktionsfähigkeit, in komplexen Situationen angemessen zu reagieren, begründen die Wissenschaftler mit der langjährigen Fachkenntnis der älteren Fluglotsen.

Bei Erkrankungen wie Depressionen, Demenz, Alzheimer oder Parkinson sowie nach einem Schlaganfall können die kognitiven Fähigkeiten eingeschränkt sein. Die Demenz und Depression zählen zu den häufigsten psychiatrischen Erkrankungen, die bei älteren Menschen auftreten (9, 25, 108). Dabei können Depressionen die Entstehung einer Demenz begünstigen (8). Eine besondere Form der Depression stellt die sogenannte Altersdepression dar, die sich auch durch lavierte Symptome wie Schlaf- und Appetitlosigkeit und Schmerzen äußern kann und dadurch für den Arzt nicht leicht zu diagnostizieren ist. Durch veränderte Lebensumstände im Alter, wie den Verlust eines nahestehenden Menschen und somit einer wichtigen Bezugsperson, Vereinsamung, mangelnde Bewegungsfreiheit durch körperliche Einschränkungen oder Wohnungswechsel (z.B. in eine kleinere Wohnung) und damit in ein neues soziales Umfeld kann ebenfalls eine Altersdepression ausgelöst werden (99). Die Demenz stellt des Weiteren eine Ursache für Behinderung im Alter dar. Während der kognitive Abbau meist eng mit dem körperlichen verbunden ist, schwinden komplexere motorische Fähigkeiten vor den grundlegenden. Durch die reduzierte körperliche Aktivität kann sich der Rückgang funktioneller und motorischer Fähigkeiten noch verstärken (100). Im Pflegealltag der stationären Langzeitpflege besteht neben dem Problem des Individualitätsverlustes des Einzelnen das Problem des Verlustes der Mobilität und Selbständigkeit bedingt durch den Verlust der Aktivitäten im Alltag in der häuslichen Umgebung. Deshalb ist es hier besonders wichtig, Selbständigkeitspotentiale zu erkennen, zu fördern und aufrechtzuerhalten. Bewegung und Beschäftigung sind essentiell für Senioren in Pflegeheimen zu einer gezielten Förderung der Alltagskompetenz, von Gleichgewichtsfähigkeiten und zur Sturzprophylaxe. Der Einsatz von Kraft- und Funktionstraining spielen dabei eine wichtige Rolle. Bedingt durch den demografischen Wandel ist ein Anstieg der Anzahl der Pflegeheimbewohner und Pflegeheimbewohnerinnen zu erwarten (71, 85, 100), so dass hier dringend Veränderungen in den derzeitigen Pflegekonzepten geboten sind.

4. Ziel und Aufgabenstellung

Im Hinblick auf die Verordnung von Psychopharmaka soll anhand von Verordnungsdaten von AOK-Versicherten in den Jahren 2010 bis einschließlich 2014 überprüft werden, in welchen Altersklassen diese besonders häufig verordnet werden. Ob dabei geschlechtsspezifische Besonderheiten in der Verordnungsweise vorliegen, soll ebenfalls untersucht werden. Im Einzelnen wird danach analysiert, in welcher Pflegestufe die meisten Patienten Psychopharmaka verordnet bekamen. Ferner wird bestimmt, ob mehr AOK-Versicherte, die sich in einer Pflegeeinrichtung befinden, Psychopharmaka verordnet bekamen als die nicht stationär lebenden Versicherten. Bei den Verordnungen der Benzodiazepin-Derivate (als Untergruppe der Psycholeptika) insgesamt werden ebenfalls alters- und geschlechtsspezifische Merkmale betrachtet. Des Weiteren werden die Psychoanaleptika-Verordnungen der vergangenen sechs Jahre allgemein und im Speziellen die Antidepressiva (mit der Untergruppe der Nichtselektiven Monoamin- Wiederaufnahmehemmer) auf alters- und geschlechtsspezifische Besonderheiten hin untersucht.

Ziel der vorliegenden Arbeit ist weiterhin, anhand von Studien herauszufinden, welche nichtmedikamentösen Maßnahmen und Möglichkeiten zur Verfügung stehen, um bei älteren Menschen sowohl die körperlichen als auch die konditionellen und kognitiven Fähigkeiten zu schulen und zu verbessern. Dafür soll im Einzelnen untersucht werden, inwieweit die Stärkung und Förderung der körperlichen Fitness zu einer Stärkung der kognitiven Fähigkeiten führen und damit der körperliche und kognitive Leistungsabbau verhindert oder verzögert werden kann. Dazu werden sowohl ein aktives Förderungsprogramm für selbständig in ihrem eigenen Haushalt lebende Senioren als auch ein Aktivierungsprogramm in der stationären Pflege (mit dem Ziel, die Selbständigkeit der Senioren im Pflegealltag zu bewahren) vorgestellt. Auch bei bereits bestehender Demenz soll untersucht und nachgewiesen werden, welche Therapieformen und -optionen es auf nichtmedikamentöser Basis gibt, um die Lebensqualität und Alltagskompetenz der Betroffenen zu erhöhen. Dabei soll auch überprüft werden, inwieweit der Einsatz von Psychopharmaka Auswirkung auf die Gedächtnisleistung und den kognitiven Leistungsabbau haben kann. Zudem soll der These nachgegangen werden, ob Benzodiazepine zu einer Beeinträchtigung der Gedächtnisleistung führen können. Der Einsatz von SSRI, im Speziellen Citalopram und Escitalopram, soll anhand von Studien im Hinblick auf eine Beeinträchtigung oder Förderung der kognitiven Leistungsfähigkeit betrachtet werden. Weiterhin wird danach geschaut, inwiefern bestimmte Wohnmodelle oder auch die Anpassung der Pflegeeinrichtung an die speziellen Bedürfnisse der Demenzkranken Einfluss auf das emotionale Wohlbefinden und den Einsatz bzw. die Reduktion von Psychopharmaka haben können. Ferner sollen Aussagen darüber getroffen werden, inwieweit eine kognitive Verhaltenstherapie einer medikamentösen Therapie bei Depressionen gleichzustellen ist. Ob die Zufuhr von Nahrungsbestandteilen wie Omega-3-Fettsäuren eine sinnvolle Alternative zu dem Einsatz von Antidepressiva für Personen, die an einer Altersdepression leiden, darstellt, soll ebenfalls anhand von Studien untersucht werden. Inwiefern Vitamine und Nahrungsergänzungsmittel unter anderem für die Erhaltung der Gedächtnisleistung verantwortlich sind und positiven Einfluss auf sie ausüben können, soll anhand des Vitamin D und DHA herausgestellt werden. Ebenso wird der Einsatz von L-Tryptophan, einer essentiellen Aminosäure, als alternative Therapieoption zu Antidepressiva diskutiert. Auch der Einsatz von Musik zur kognitiven Stimulation von Demenzkranken ist Gegenstand der Analyse. Insbesondere soll gezeigt werden, welchen Effekt die passiven und interaktiven Musikinterventionen auf die Demenzkranken mit Verhaltens- und psychischen Störungen haben können. Ferner soll hinterfragt werden, ob kognitives Training bei Demenzen sinnvoll ist, welchen Einfluss es ausüben kann und zu welchem Ziel es führt. Ebenso wird eine speziell entwickelte Lerntherapie für Patienten mit Alzheimer-Demenz auf ihre Wirksamkeit und Sinnhaftigkeit hin untersucht. Desgleichen soll die Wirksamkeit von Ergotherapie bei mittlerer und schwerer Demenz hinterfragt und deren Nachhaltigkeit im Hinblick auf die Alltagskompetenz gegebenenfalls bewiesen werden. Abschließend soll der These nachgegangen werden, ob verschiedenartige nichtmedikamentöse Interventionen zur Senkung von Agitation bei Demenzkranken in der Langzeitpflege als Therapiealternative zum Einsatz von Psychopharmaka herangezogen werden können und geeignet sind.

5. Material und Methode

Für den empirischen Teil dieser Arbeit standen Daten aus dem WIdO zur Verfügung. Diese beinhalten Verordnungsdaten über Psychopharmaka der AOK-Versicherten über einen Zeitraum von fünf bis zu sechs Jahren. Die Aufgliederung erfolgte nach den ATC-Codes, im Einzelnen nach den Verordnungen von speziellen Wirkstoffklassen aus dem Psychopharmaka-Bereich. Die Auswertung erfolgte zunächst mit Hilfe der summarischen Daten in den einzelnen Altersklassen, die in Fünf-Jahres-Gruppen zusammengefasst worden sind, geordnet nach den Jahren 2010 bis einschließlich 2014 in den jeweiligen Altersstufen mit arithmetischen Mittelwerten. Im Detail erfolgte eine Darstellung der Patienten, die eine Psychopharmaka-Verordnung erhalten haben, von 2010 bis einschließlich 2014 nach den Pflegestufen 0 bis 3. Eine Betrachtung und Auswertung nach Heimzugehörigkeit erfolgte im Anschluss. Für die grafische Auswertung der Daten, nach ATC-Codes, lagen Verordnungsdaten in den Wirkstoffklassen der Psycholeptika und Psychoanaleptika von 2010 bis einschließlich 2015 mit Angabe nach Altersklassen, Geschlecht, DDD und Patientenanzahl vor.

Alle anderen Fragen dieser Arbeit wurden mit Hilfe einer Literaturrecherche bearbeitet und diskutiert. Diese bezog Artikel aus der Presse von Fachgesellschaften, Arbeitsgemeinschaften und -kreisen, Publikationen sowie publizierte Studien ein.

6. Darstellung der Ergebnisse empirischer Daten

Bei der sich heute in einem hohen Rentenalter befindlichen Generation handelt es sich um die Generation, die als Kinder noch den Zweiten Weltkrieg miterlebt hat. Sie wurden Zeugen und Teil von sinnloser Zerstörung, Gewalt, Hunger, Verlust und Entbehrungen. Nicht selten leiden diese Menschen heute mitunter noch unter den Folgen dieses Krieges. Ihre Traumata, durch das Erlebte ausgelöst, können in ihnen ruhen oder treten laviert auf, beispielsweise in Form von Depressionen. Sie können sich aber u.a. auch in den Symptomen wie Angst, Wut, Reizbarkeit, Schmerzen, Erinnerungsverlust, Konzentrationsschwäche, Schlafstörungen, wiederkehrenden bedrohlichen Träumen oder Verwirrtheitszuständen äußern. Ein Hervortreten von Traumata aus der Kindheit im Rentenalter ist nicht selten beobachtet worden. Sowohl depressive als auch an Demenz erkrankte Menschen können die Ursachen ihrer Ängste oft nicht verbalisieren (12). Bei allen möglichen Therapieformen und Programmen zur Aktivierung und Erhaltung von körperlichen und kognitiven Fähigkeiten sollte daher mit besonderer Sorgfalt, Empathie, Bedacht und Einfühlungsvermögen herangegangen werden. Kriegserlebnisse sind nicht die einzige Ursache von Depressionen, sonst hätten die nachfolgenden Generationen keine mehr zu befürchten. Was noch fehlt sind Arbeitsbelastung und Stress, soziale Unsicherheit, auch bei den Kindern, Zukunftsängste, Verluste bzw. „Schicksalsschläge“ im höheren Lebensalter, um nur die Wichtigsten zu nennen.

Abbildung 1:

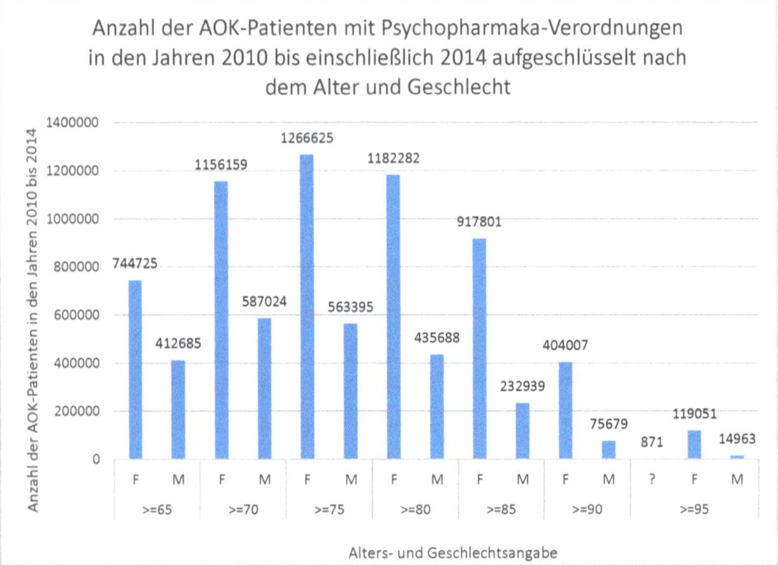

Die Säulen in dem Säulendiagramm basieren auf absoluten Zahlen. Es handelt sich hierbei um die Anzahl der Patienten mit einer Psychopharmaka-Verordnung.

Tabelle 1: Anzahl der AOK-Patienten mit Psychopharmaka-Verordnungen in den Jahren 2010 bis einschließlich 2014 in den einzelnen Pflegestufen und nach Aufenthaltsort - in den Altersklassen von 65 Jahren bis >=95 Jahren

	Pflegestufe 0	Pflegestufe 1	Pflegestufe 2	Pflegestufe 3
Anzahl der Patienten	4.846.231	1.412.929	1.272.864	581.870
	Bewohner einer Pflegeeinrichtung	Ja	Nein	Nicht erfasst
Anzahl der Patienten		1.149.511	5.258.170	1.706.213

Der Grund der nicht möglichen Zuordnung der Daten, ob sich ein Patient in einer Pflegeeinrichtung befand oder nicht, ist u.a. darin zu sehen, dass im Jahr 2010 diese Informationen im WIdO nicht erfasst worden sind. Im Jahr 2012 trat das Pflege-Neuausrichtungs-Gesetz in Kraft, das die Rechte der Pflegebedürftigen stärken sollte und Leistungen für die häusliche Pflege seitens der Gesetzgebung beinhaltete. Dass die Informationen betreffs der Zugehörigkeit zu einer Pflegeeinrichtung erst ab dem Jahr 2011 erhoben worden sind, belegt, dass das Thema der Pflegebedürftigkeit erst in diesem Jahr im besonderen Maß in den Fokus der gesetzlichen Krankenkassen und der Gesetzgebung gerückt ist. Ab dem 01.01.2015 trat das Pflegestärkungsgesetz in Kraft, welches u.a. eine Erhöhung der Leistungsbeträge der Pflegeversicherung für die häusliche Pflege betraf. Pflegende Angehörige erhalten dadurch mehr Unterstützung. Die bei Demenz eingeführten zusätzlichen Betreuungs- und Entlastungsleistungen sind erweitert und gelten nun auch für Demenzkranke ohne die Pflegestufe 1 (mit einer sogenannten Pflegestufe 0). Diese zusätzlichen Betreuungs- und Entlastungsleistungen, die bisher nur den Menschen mit erheblich eingeschränkter Alltagskompetenz (den Demenzkranken) bzw. ihren Angehörigen zu Gute kamen, wurden mit dem Pflegestärkungsgesetz ab dem 01.01.2015 auch auf stärker körperlich eingeschränkte Pflegebedürftige ausgeweitet (d.h. z.B. Schlaganfallpatienten können diese in Anspruch nehmen) (17).

Tabelle 1 bestätigt indes nicht die Vermutung, dass mehr Versicherte in Pflegeeinrichtungen im Vergleich zu Pflegebedürftigen in ambulanter und häuslicher Pflege Psychopharmaka erhalten. Dabei ist anzumerken, dass das Jahr 2010 keine Angaben zum Aufenthaltsort der Versicherten enthielt und diese auch im Jahr 2014 nicht vollständig vorlagen. Die nicht unerhebliche Zahl von 1.706.213 Patienten entspricht 21,03% der erfassten Gesamtpatientenanzahl. Ferner ist zu bedenken, dass auch Daten der 65-bis-70-jährigen Patienten einflossen, die sich in der Regel noch nicht in einer Pflegeeinrichtung befanden. Die Patienten und Patientinnen in der Pflegestufe 0 bildeten den Hauptanteil der Patienten und Patientinnen mit Psychopharmaka-Verordnungen aller Pflegestufen. Hierbei beträgt der prozentuale Anteil der Patienten und Patientinnen der Pflegestufe 0 am Gesamtanteil der Patienten und Patientinnen mit Psychopharmaka-Verordnungen in allen Pflegestufen 59,73%.

Bei der Betrachtung nach Geschlecht wird ersichtlich, dass mehr als die doppelte Anzahl der weiblichen AOK-Patienten in dem Zeitraum von 2010 bis einschließlich 2014 gegenüber der Anzahl der männlichen AOK-Versicherten in den Altersklassen von 65 bis >=95 Jahren Psychopharmaka verordnet bekamen. Hierbei beträgt die Anzahl der weiblichen Patienten 5.790.650 Personen(71,37%) und die der männlichen 2.322.373 Personen(28,62%). Bei 871 AOK-Versicherten(0,01%) wurde das Geschlecht nicht erfasst.

Abbildung 2: Der Psycholeptika-Verbrauch der AOK-Versicherten in den Jahren 2010 bis einschließlich 2015 in den Altersklassen ab 65 Jahre bis >= 95 Jahre

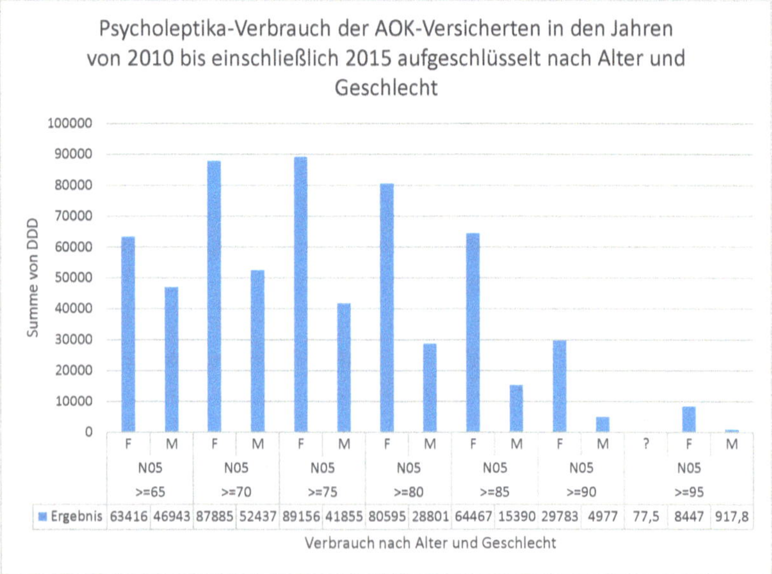

Legende:

N05: ATC-Code für Psycholeptika

Dargestellt wurde der Psycholeptika-Verbrauch der AOK-Versicherten der vergangenen sechs Jahre. Zu den Psycholeptika zählen u.a. die Anxiolytika, die als eine Wirkstoffklasse die Benzodiazepin-Derivate enthalten. Ebenso werden die Hypnotika und Sedativa den Psycholeptika zugeordnet. In dieser Gruppe sind die Benzodiazepin-Derivate ebenfalls vertreten. Außer den Anxiolytika, Hypnotika und Sedativa werden die Antipsychotika sowie homöopathische und anthroposophische Psycholeptika der Gruppe der Psycholeptika zugeordnet.

Abbildung 3:

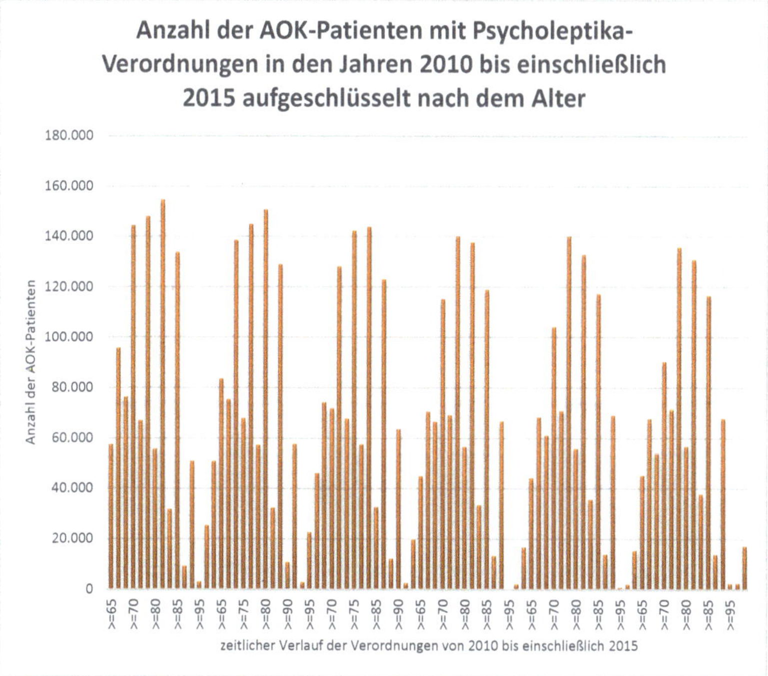

Im zeitlichen Verlauf der Psycholeptika-Verordnungen bezogen auf die Patientenanzahl ist ein leichter Abwärtstrend zu verzeichnen. Dieser könnte dem steigenden Verantwortungsbewusstsein der Ärzte in ihrer Verordnungsweise zuzuschreiben sein. Dabei ist anzumerken, dass eine Verordnung der Benzodiazepine und Benzodiazepin-Derivate nicht über einen Zeitraum erfolgen sollte, der vier Wochen überschreitet. Das fordert der GBA laut Arzneimittelrichtlinie-Anlage III (Fassung vom 13.08.2016) (47) für Hypnotika und Sedativa, zu denen die Benzodiazepine und deren Derivate zählen. Eine Erstattung durch die GKV über diesen Zeitraum hinaus ist nur in medizinisch begründeten Einzelfällen möglich (47). Die deutsche Leitlinie S3 („Schlaf/Schlafstörungen") der DGSM (29), englische Leitlinien und Fachgesellschaften fordern und befürworten ebenfalls eine Verordnung in weitestgehend niedriger Dosierung und begrenztem Anwendungszeitraum von maximal vier Wochen (65).

Betrachtet man die Benzodiazepin-Verordnungen detailliert, so ergibt sich folgender zeitlicher Verlauf (Abbildung 4):

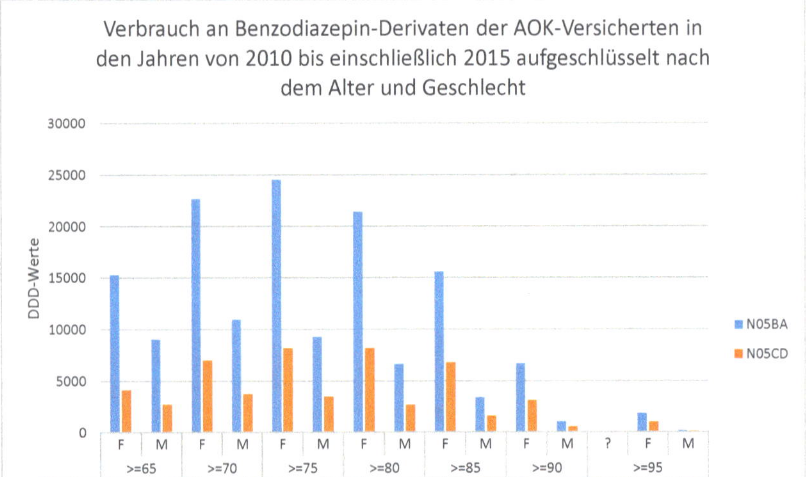

	>=65		>=70		>=75		>=80		>=85		>=90		>=95		
	F	M	F	M	F	M	F	M	F	M	F	M	?	F	M
N05BA	15281	9019	22681	10949	24528	9296	21430	6627	15552	3368	6674	1046	29,6	1809	172,5
N05CD	4129	2678	6967	3723	8165	3433	8160	2628	6757	1548	3068	505,1	3,6	967,8	103

Legende:

N05BA: ATC-Code für Benzodiazepin-Derivate aus der Psycholeptika-Gruppe der Anxiolytika

N05CD: ATC-Code für Benzodiazepin-Derivate aus der Psycholeptika-Gruppe der Hypnotika und Sedativa

Die maximale Verordnung an Benzodiazepin-Derivaten erfolgte bei den weiblichen AOK-Versicherten in der Altersklasse von 75 bis 80 Jahren. Die männlichen AOK-Versicherten, die die meisten Benzodiazepine verordnet bekamen, befanden sich in der Altersklasse von 70 bis 75 Jahren. Dabei beträgt der Anteil der verordneten Benzodiazepin-Derivate am Gesamtanteil der Psycholeptika-Verordnungen in der Altersklasse von 75 bis 80 Jahren der weiblichen AOK-Versicherten 36,67% (davon 27,51% in der Gruppe der Anxiolytika und 9,16% in der Gruppe der Hypnotika und Sedativa). Der Anteil der verordneten Benzodiazepin-Derivate am Gesamtanteil der Psycholeptika-Verordnungen der männlichen AOK-Versicherten beträgt in der Altersklasse von 70 bis 75 Jahren 27,98% (davon 20,88% in der Gruppe der Anxiolytika und 7,1% in der Gruppe der Hypnotika und Sedativa). Dabei ist der Anteil der verordneten Benzodiazepin-Derivate mit jeweils rund 30% am Gesamtanteil der Psycholeptika-Verordnungen als hoch einzustufen.

Die häufigste Verordnung der Psychoanaleptika erfolgte sowohl für die weiblichen als auch für die männlichen AOK-Versicherten in der Altersklasse von 75 bis 80 Jahren (Abb. 5).

Abbildung 5: Der Psychoanaleptika-Verbrauch der AOK-Versicherten in den Jahren 2010 bis einschließlich 2015 aufgegliedert nach dem Alter und Geschlecht

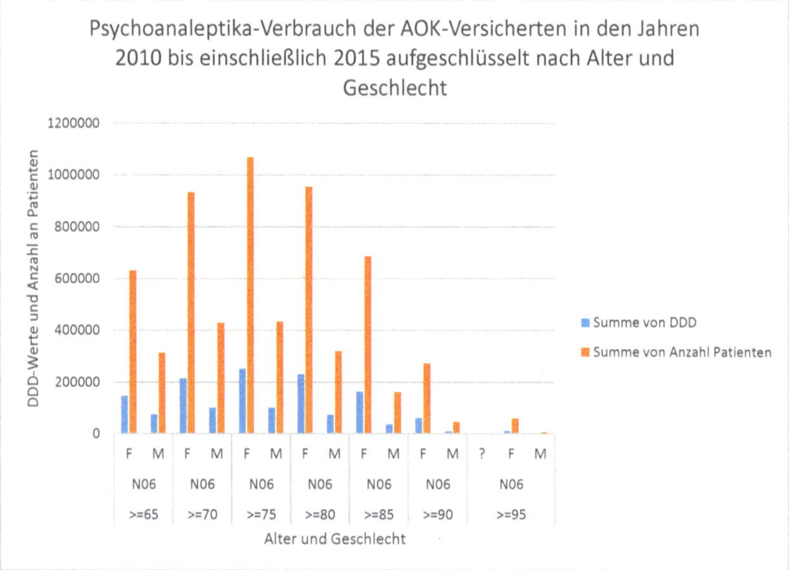

Legende:
N06: ATC-Code für Psychoanaleptika

Die Darstellung des Psychoanaleptika-Verbrauches beinhaltet u.a. den Verbrauch an Antidepressiva (Abb. 6).

Zu den Psychoanaleptika zählen des Weiteren Psychostimulanzien und Arzneimittel, die bei ADHS eingesetzt werden sowie Nootropika. Psycholeptika und Psychoanaleptika in Kombination stellen eine weitere Untergruppe der Psychoanaleptika dar, ebenso wie die Antidementiva.

Abbildung 6:

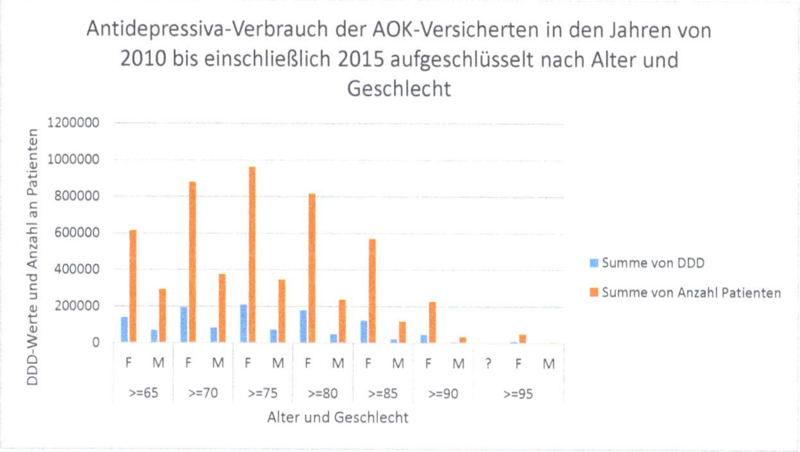

Die Antidepressiva wurden den weiblichen AOK-Versicherten in den vergangenen sechs Jahren vorrangig in der Altersklasse von 75 bis 80 Jahren verordnet. Die meisten männlichen AOK-Versicherten, die Antidepressiva bekamen, befanden sich in der Altersklasse von 70 bis 75 Jahren. Dabei beträgt der Anteil der verordneten Antidepressiva am Gesamtanteil der Psychoanaleptika-Verordnungen in der Altersklasse von 75 bis 80 Jahren der weiblichen AOK-Versicherten 83,44%. Der Anteil der verordneten Antidepressiva am Gesamtanteil der Psychoanaleptika-Verordnungen der männlichen AOK-Versicherten in der Altersklasse von 70 bis 75 Jahren beträgt 82,62%.

Zu der Gruppe der Antidepressiva zählen u.a. auch die Nichtselektiven Monoamin-Wiederaufnahmehemmer. Diese nach ihrer Struktur benannten tricyclischen Antidepressiva können u.a. zentralnervöse Störungen hervorrufen, wie z.B. Erregungs- und Verwirrtheitszustände, Schlaflosigkeit, Müdigkeit, Tremor, Krampfanfälle, Myoklonien oder eine Gewichtszunahme. Neben den zentralnervösen können kardiovaskuläre unerwünschte Arzneimittelwirkungen ausgelöst werden. Dazu gehören: Blutdrucksenkung, Tachykardie und Überleitungsstörungen. Eine Überdosierung kann im schlimmsten Fall tödliche Herzrhythmusstörungen zur Folge haben. Aus diesem Grund ist bei der Verordnung von

NSMRI für geriatrische Patienten äußerste Vorsicht geboten. Die tetracyclischen Antidepressiva, die ebenso der Gruppe der Monoamin-Wiederaufnahmehemmer zugeordnet sind, werden aufgrund ihrer sedativ-dämpfenden Wirkung bei ängstlich agitierten Depressionen verordnet. Allerdings ist auch hier bei geriatrischen Patienten Vorsicht geboten, da die dämpfende Wirkung besonders zu Behandlungsbeginn auftritt und mit Stürzen und zentral bedingten unerwünschten Arzneimittelwirkungen zu rechnen ist (75).

Abbildung 7:

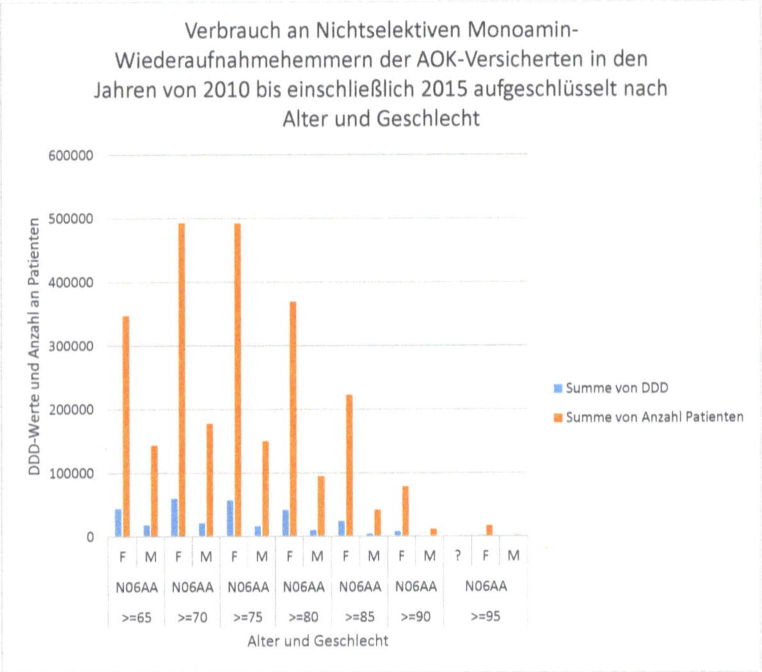

Legende:

N06AA: ATC-Code für Nichtselektive Monoamin-Wiederaufnahmehemmer

Anhand der Patientenanzahl ist die häufigste Verordnung in den Altersklassen von 70 bis 80 Jahren erkennbar. In den höheren Altersklassen werden sie seltener verordnet. Ein möglicher Grund könnte darin liegen, dass es in den höheren Altersklassen weniger Versicherte gibt. In der Altersklasse von 70 bis 80 Jahren ist mit einer erhöhten Sturzanfälligkeit aufgrund der körperlichen Einschränkungen zu rechnen.

Bei allen Verordnungen fällt in den Abbildungen wiederholt auf, dass die weiblichen AOK-Versicherten insgesamt und in den einzelnen Wirkstoffklassen mehr Psychopharmaka als die männlichen erhalten haben. Die Altersspanne, in der die meisten Psychopharmaka-Verordnungen erfolgten, lag zwischen 70 und 80 Jahren. Betrachtet man hierbei die Psycholeptika gesondert, so kommen auf die weiblichen AOK-Versicherten in der Altersgruppe von 70 bis 80 Jahren 28,78% der gesamten Psycholeptika-Verordnungen. Den männlichen AOK-Versicherten wurden in der Altersgruppe von 70 bis 80 Jahren 15,33% der Gesamtanzahl an Psycholeptika aller Altersklassen verordnet. Bei den Psychoanaleptika erhalten die weiblichen AOK-Versicherten in der Altersgruppe von 70 bis 80 Jahren 31,53% der gesamten Psychoanaleptika-Verordnungen. Den männlichen AOK-Versicherten sind in der Altersgruppe von 70 bis 80 Jahren 13,74% der Gesamtanzahl an Psychoanaleptika aller Altersklassen verordnet worden. Betrachtet man die Psycholeptika- und Psychoanaleptika-Verordnungen insgesamt, so ist ersichtlich, dass der Anteil der Verordnungen der weiblichen AOK-Versicherten in der Altersgruppe von 70 bis 80 Jahren an den gesamten Verordnungen in allen Altersklassen 30,72% beträgt. Der Anteil der Psycholeptika- und Psychoanaleptika-Verordnungen der männlichen AOK-Versicherten in der Altersgruppe von 70 bis 80 Jahren am Gesamtanteil der Verordnungen in allen Altersklassen beträgt 14,21%. Bei der Betrachtung der Verordnungen aller Altersklassen ist hierbei immer die Altersgruppe ab 65 Jahre bis 100 Jahre gemeint, da diese Daten für die Auswertung zur Verfügung standen und Verwendung fanden.

Dabei ist anzumerken, dass es sich bei den verwendeten Daten um aggregierte Verbrauchsdaten der AOK-Versicherten handelte. Diese geben einen groben Überblick über den Psychopharmaka-Verbrauch der vergangenen sechs Jahre der AOK-Versicherten ab 65 Jahre, lassen aber keine Rückschlüsse auf eine

Verbrauchsentwicklung von Psychopharmaka in höherem Lebensalter zu. Dazu wären Langzeitstudien notwendig. Die dargestellten Ergebnisse sind nur bedingt auf die Bewohner von Senioreneinrichtungen übertragbar. Dazu wäre eine Differenzierung nach den Personengruppen nach Aufenthaltsort (Pflegeeinrichtung) und entsprechendem Verbrauch in DDD notwendig gewesen.

7. Einfluss von Psychopharmaka auf kognitive Fähigkeiten und Leistungen

Zur Wirkstoffklasse der Benzodiazepine zählen z.B. die Wirkstoffe Diazepam, Alprazolam, Bromazepam, Flunitrazepam oder Lorazepam, wobei sich die meisten dieser Substanzen von dem Wirkstoff Diazepam oder dessen Metaboliten ableiten. Sie finden ihren Einsatz u.a. in der Prämedikation in der Anästhesie zur Narkoseeinleitung, in der Ataranalgesie in Kombination mit stark wirksamen Analgetika, bei auftretenden Krämpfen bei der Epilepsie oder der Therapie bei Angstzuständen. Im Falle der Therapie des Status epilepticus wird zumeist Diazepam eingesetzt. Häufig werden sie aber auch bei Schlafstörungen verordnet. Zu den unerwünschten Arzneimittelwirkungen gehören unter anderem eine vorübergehende Beeinträchtigung des Erinnerungsvermögens und anderer kognitiver Leistungen. Dazu zählen auch Müdigkeit, Niedergeschlagenheit, Schwindelgefühl, Benommenheit oder Kopfschmerzen. Bei Patienten höheren Alters besteht insbesondere die Gefahr, dass Koordinationsstörungen und paradoxe Erregungs- und Verwirrtheitszustände auftreten können. Nicht zu unterschätzen ist zudem das erhöhte Sturzrisiko bei älteren Menschen unter Benzodiazepinen, das u.a. durch die Muskelrelaxation und Verminderung der kognitiven Fähigkeiten ausgelöst werden kann. Bei einer längeren Verordnungsdauer besteht zudem das Risiko, eine psychische Benzodiazepin-Abhängigkeit zu entwickeln. Nicht zu vernachlässigen ist auch der Aspekt, dass das lipophile Demethyldiazepam (ein Abbauprodukt, das aus verschiedenen Benzodiazepinen im menschlichen Körper gebildet wird) über eine lange Halbwertzeit von rund 100 Stunden verfügt. Demzufolge besteht in diesen Fällen Kumulationsgefahr. Hinzu kommt, dass mit zunehmendem Alter die Halbwertzeiten steigen können. Grund hierfür bildet die verlangsamte Metabolisierung im älteren Organismus, aber auch Störungen der Leberfunktion können für eine Verzögerung der Elimination der Benzodiazepine aus dem Organismus verantwortlich sein (76). Das erklärt u.a. auch den sogenannten Überhangeffekt am darauffolgenden Morgen oder Tag.

In einer französischen prospektiven Langzeitstudie wurde die These untersucht, ob der Einsatz von Benzodiazepinen Zellen des Gehirns in der Form beeinträchtigt, dass kognitive Gedächtnisleistungen im Alter schneller reduziert werden und das Risiko, an einer Alzheimer-Demenz zu erkranken, erhöht ist (26). Dazu wurden 1.063 Personen (männlich/weiblich), die ein Durchschnittsalter von 78,2 Jahren aufwiesen und bisher nicht an einer Alzheimer-Demenz erkrankt waren, über einen Zeitraum von fünfzehn Jahren beobachtet. Dabei hatten diese Patienten keine Benzodiazepine bis zu einem Zeitraum von mindestens drei Jahren des Beobachtungszeitraumes eingenommen. Im Ergebnis wurde die Ersteinnahme von Benzodiazepinen mit einem erhöhten Risiko, an einer Alzheimer-Demenz zu erkranken, assoziiert.

Eine Fall-Kontrollstudie, ebenfalls zur Assoziation von Benzodiazepinen und Alzheimer-Demenz, umfasste Daten von 1.796 an Alzheimer erkrankter Personen, die über 66 Jahre alt waren und in Kanada lebten (25). Die Kontrollgruppe bestand aus 7.184 gesunden Personen aus derselben Region in Kanada. Dabei wurden jeweils vier gesunde Kontrollpersonen pro Alzheimer-Fall ausgewählt (Matched-Pair-Bildung). Diese wiesen gleiche demografische Eigenschaften (z.B. Alter und Geschlecht) wie die jeweiligen Alzheimer-Patienten auf. Als Endergebnis zeigten diejenigen Probanden, die vor ihrer Alzheimer-Demenzdiagnose über einen Zeitraum von mindestens drei Monaten mit Benzodiazepinen behandelt worden waren, ein um 43 bis 51 Prozent höheres Risiko, an Alzheimer zu erkranken, als die übrigen Probanden, die über einen kürzeren Zeitraum mit Benzodiazepinen behandelt worden waren. Der Zusammenhang war umso deutlicher erkennbar, je länger der Einnahmezeitraum der Benzodiazepine und je länger die Halbwertzeit der Wirkstoffe war und damit die Wirkungsdauer anhielt. Andere Ursachen für die Entwicklung einer Alzheimer-Demenz wie z.B. Depressionen, Angststörungen, Schlaflosigkeit und Herz-Kreislauferkrankungen wurden in die statistische Auswertung einbezogen. Anhand der Studienergebnisse schließen die Forscher um Sophie Billioti de Gage von der Université de Bordeaux nicht aus, dass es aufgrund langfristiger Einnahme von Benzodiazepinen zur Reduktion von kognitiven Gehirnleistungen im Alter kommen kann. Bei den Forschungsergebnissen ist ein Aspekt nicht zu vernachlässigen: Probanden, die unter Schlafstörungen und Angstzuständen litten und dafür Benzodiazepine verordnet bekamen, können bereits an einer Alzheimer-Demenz erkrankt gewesen sein, die im Frühstadium als solche noch nicht diagnostiziert worden war (25). Dagegen ist der Umstand zu nennen, dass das erhöhte Risiko erst nach einer Verordnung von mehr als drei Monaten nachgewiesen werden konnte. Diese Dosis-Abhängigkeit drückt eine Kausalität in epidemiologischen Studien aus (31). In weiteren fünf Fall-Kontroll-Studien ist ebenfalls ein Zusammenhang zwischen der Verordnung von Benzodiazepinen und dem Auftreten von Demenzerkrankungen dargestellt worden (31). Sicher ist, dass durch die Anwendung der Benzodiazepine die kognitiven Leistungen vermindert sein können. Die Forscher vermuten aufgrund ihrer Ergebnisse, dass eine Verordnung von Benzodiazepinen über einen längeren Zeitraum eine Beschleunigung der Manifestation der Alzheimer-Demenz nach sich zieht. Deshalb empfiehlt das Forscherteam keine Einnahme der Wirkstoffe aus der Wirkstoffklasse der Benzodiazepine über einen Zeitraum von mehr als drei Monaten (25, 31).

Die amerikanische geriatrische Gesellschaft hat 2012 die Benzodiazepine der Gruppe der für ältere Menschen nicht geeigneten Wirkstoffklassen zugeordnet (109). Auch in Deutschland sind die Benzodiazepine in der PRISCUS-Liste (einer Auflistung potenziell inadäquater Medikation für ältere Menschen) enthalten (55).

In einer US-amerikanischen randomisierten klinischen Studie wurde die Wirksamkeit des SSRI Citalopram an Alzheimer-Demenzpatienten untersucht (87, 114). Citalopram zählt in den USA zu den am häufigsten verordneten Antidepressiva bei älteren Patienten. Eine Begleiterscheinung der Demenz stellt oft psychomotorische Unruhe dar, die sich in Symptomen wie erhöhtem Bewegungsdrang oder Aggressivität äußern kann. Da diese Unruhe die Pflege für Angehörige oder das Pflegepersonal in stationären Einrichtungen erschwert, werden des Öfteren Psychopharmaka und auch Citalopram eingesetzt. In weiteren Studien ist die Patientensicherheit untersucht worden, da die Anwendung der Psychopharmaka ein erhöhtes Sterberisiko der Patienten mit sich brachte

(28, 49, 59, 102, 104). In diesem Zusammenhang wurde die Verordnung von Citalopram als Alternative diskutiert und untersucht. Dazu wurde 2013 die „Citalopram for Agitation in Alzheimer‘s Disease“ (CitAD-Studie) durchgeführt (87, 114). Die Probandenanzahl betrug 186, und es handelte sich hierbei um Alzheimer-Demenzpatienten, die die Begleitsymptome wie klinisch relevante Agitation bzw. Aggression aufwiesen. Die MMSE dieser Patienten lag zwischen 5 und 28. Der MMSE-Test ist ein Test zur Erstbeurteilung und Verlaufskontrolle eines Patienten mit Demenz und Alzheimer und stellt das meistverwendete Instrument zur Diagnose dar, indem es kognitive Defizite aufdeckt. Der Test besteht aus Aufgabenkomplexen, in denen die kognitive Fähigkeit überprüft und mit Punkten bewertet wird. Die Punktskala reicht von 0 bis 30, wobei 0 eine schwerstmöglich geschädigte kognitive Funktion und 30 eine uneingeschränkte kognitive Funktion impliziert. Ein Ergebnis unter 20 Punkten deutet auf eine leichte bis mittlere Demenz hin, eine Punktzahl unter 10 hingegen auf eine schwere Form der Demenz (43). Der Interventionszeitraum erstreckte sich über neun Wochen. Zusätzlich zu einer psychosozialen Therapie wurde je nach Gruppe Citalopram oder Placebo verabreicht. Die Citalopram-Dosis/Tag lag zu Beginn der Studie bei 10mg und wurde beim Ausbleiben von unerwünschten Arzneimittelwirkungen auf 30mg/Tag erhöht. In der Gruppe der Patienten unter Citalopram war eine Reduktion der Agitiertheit bei 40 Prozent der Betroffenen zu verzeichnen, hingegen wurde unter Placebo eine Reduktion um 26 Prozent konstatiert. Das Forscherteam um Anton Porsteinsson vom University of Rochester Medical Center in New York beobachtete eine Verringerung der kognitiven Fähigkeiten der Patienten unter der Citalopram-Gabe und eine Verlängerung des QTc-Intervalls in EKG-Untersuchungen. Der MMSE-Wert war am Ende der Studie insgesamt um 1,05 Punkte reduziert.

In einer kleinen randomisierten kontrollierten klinischen Studie ist eine Forschergruppe um Robert Robinson von der Universität in Iowa City 2010 der Fragestellung nachgegangen, ob Antidepressiva aus der Gruppe der Serotonin-Wiederaufnahmehemmer (SSRI) sich positiv auf die Rehabilitation von Schlaganfallpatienten auswirken könnten (58).

In einer anderen randomisierten Studie hatte dasselbe Forscherteam 2008 dargestellt, dass es gelungen war, mit Hilfe von Escitalopram bei Schlaganfallpatienten einer Depression vorzubeugen (NNT 7,2) (92).

Die Studie mit der Zielstellung: Verbesserung der kognitiven Fähigkeiten bei Schlaganfallpatienten wurde an 129 Patienten durchgeführt, die entweder mit Escitalopram (43 Patienten), Placebo (45 Patienten) oder problemlösender Therapie (41 Patienten) behandelt wurden (58). Die Studie ist doppel-blind durchgeführt worden, wobei der Studienarm der problemlösenden Therapie nicht verblindet war. Der Therapiebeginn lag innerhalb der ersten drei Monate nach Auftreten des Schlaganfalles. Die Interventionsdauer dieser Studie lag bei zwölf Monaten. Grundlage dieser Studie war die Annahme, dass Serotonin über neurotrophe Eigenschaften verfüge und möglicherweise für die Bildung von Nervenverbindungen im Gehirn mitverantwortlich sei. Mittels neuropsychiatrischer Tests konnten die Forscher eine Verbesserung der kognitiven Leistungen feststellen. Die signifikanten Effekte betrafen vor allem das Langzeitgedächtnis und die Ergebnisse im Gesamtscore. Es hat sich aber gezeigt, dass der Grad der Besserung nur gering war. Bezogen auf eine 120-Punkte-Skala lag die Steigerung der kognitiven Fähigkeiten noch unter 10 Punkten (30, 58).

8. Ansätze zur Verbesserung der Situation pflegebedürftiger Menschen

Ergebnisse spezieller Pflege und des gezielten Einsatzes von Arzneimitteln in einer vollstationären Pflegeeinrichtung für Menschen mit Demenz: die Senioren-Residenz Godenbergschlösschen

Die Seniorenresidenz Godenbergschlösschen befindet sich in Malente in Ostholstein. Es handelt sich hierbei um eine Spezialeinrichtung für Menschen mit Demenz. Alle pflegenden Mitarbeiter sind in dem Bereich der psychobiografischen Pflege ausgebildet worden (101). Ein psychobiografisches Pflegemodell nach E. Böhm legt den Umstand zugrunde, dass ein an Demenz erkrankter Mensch nicht mehr vollständig über den kognitiven Anteil der Psyche erreicht werden kann. Hierbei soll ein Zugang über den Anteil der Psyche, der hauptsächlich mit Gefühlen belegt ist, erfolgen. Das Ziel eines solchen Pflegemodelles nach E. Böhm ist die Stabilisierung und Reaktivierung der an Demenz erkrankten Menschen. Insbesondere soll die Selbständigkeit bezogen auf die Entscheidungskraft der Demenzkranken gestärkt und gefördert werden. Das Pflegemodell zeigt durch bestimmte gezielte Interventionen dabei Wege auf, den Demenzkranken in seiner Erreichbarkeitsstufe anzusprechen und anzuregen. Das Ziel dabei ist immer, das Wohlbefinden des Demenzkranken zu erhöhen und das Einleben in einer vollstationären Einrichtung zu erleichtern und zu erhalten. Der Demenzkranke soll sich ernst, wichtig und angenommen fühlen können. Als Nebeneffekt wird ebenso die Arbeitszufriedenheit des Pflegepersonals gesteigert (35).

Zu einer Besonderheit der Senioren-Residenz Godenbergschlösschen zählt die Integration von ergotherapeutischen Maßnahmen in den Alltag der Demenzkranken. Die geschulten Ergotherapeutinnen, die fester Bestandteil des Pflegeteams sind, stellen mit ihren Übungen damit den Senioren Aufgaben, die sie sowohl physisch als auch psychisch fordern und fördern. Dabei wird insbesondere darauf geachtet, die Demenzkranken nicht zu überfordern.

Eine weitere Besonderheit der Residenz, die entscheidend zur Erhöhung der Lebensqualität beiträgt, stellt das sogenannte Nachtcafé dar. Hierbei handelt es sich um ein speziell für Demenzkranke entwickeltes Abendbeschäftigungsprogramm. Dieses findet an 365 Nächten im Jahr statt und kann jeden Abend von den Bewohnern genutzt werden, die Ein- und Durchschlafschwierigkeiten aufweisen. Hervorzuheben ist dabei der große therapeutische Nutzen, der besonders bei Demenzkranken, die an Unruhe oder unter Ein- und Durchschlafstörungen leiden, beobachtet worden ist. Dadurch konnte der Einsatz von Psychopharmaka reduziert werden oder ganz auf die Gabe von sedierenden Substanzen, die das Ein- und Durchschlafen ermöglichen sollen, verzichtet werden. Dieses Programm bietet den Demenzkranken die Möglichkeit, ihren individuellen Bedürfnissen zu folgen. So besteht nicht, wie in anderen Einrichtungen, der feste Zeitpunkt, an dem die Bewohner ihre Nachtruhe beginnen müssen. Sie dürfen das Abendprogramm nutzen und so lange wach bleiben, wie es ihr Körper ihnen signalisiert. Die Besonderheit stellt die Normalität, mit der dieses Programm implementiert ist, dar (101).

Eine durch ein Qualitätsmanagement durchgeführte Untersuchung hat dargestellt, dass die Arzneimitteleinnahme der Senioren der Einrichtung deutlich reduziert war im Vergleich zum Zeitpunkt ihres Einzuges. Die Untersuchung berücksichtigte dabei eine mittlere Verweildauer der Demenzkranken von 3,34 Jahren. Der Endpunkt des Betrachtungszeitraumes war der 31.05.2009. Die Auswertung ergab, dass 62 Prozent der Bewohner der Einrichtung weniger Arzneimittel erhielten als zum Zeitpunkt ihres Einzuges in die Seniorenresidenz. Das Ziel der behandelnden Neurologen in Absprache mit dem Pflegeteam war und ist die Reduktion des Psychopharmaka-Einsatzes auf eine notwendige Menge. So konnte der Einsatz unterschiedlicher Psychopharmaka bei 45 Prozent der Demenzkranken verringert werden. Die Grundlage hierfür bilden kontinuierliche Fort- und Weiterbildungen der Mitarbeiter sowie die multiprofessionelle Zusammenarbeit aller Beteiligten an der Pflege und medizinischen Versorgung der Demenzkranken (51).

Einfluss von Humor auf Personen mit Demenz in stationären Pflegeeinrichtungen

In vielen Gesundheitseinrichtungen ist der Einfluss von Clown-Programmen auf die erkrankten Personen unterschiedlichen Alters und das Pflegepersonal in Studien untersucht worden (39). Im Einzelnen ist dabei nachgewiesen worden, dass Clown-Interventionen sich positiv auf ältere Personen und Patienten mit Demenz in stationären Pflegeeinrichtungen auswirken (38). Das emotionale Wohlbefinden der Bewohner steigerte sich und die Agitation nahm ab. Da sich im Alter die kognitiven Fähigkeiten reduzieren, setzen die Clown-Interventionen auf der emotionalen Ebene an und bewirken dort positive Erlebnisse und Gefühle. Durch Pantomime, Musik und andere Gegenstände versuchen die Clowns, Zugang zu den Sinnen und Emotionen der Personen mit Demenz zu bekommen. Eine Demenz kann von Symptomen und Emotionen wie Angst, Wut oder Ungeduld begleitet sein. Auch die Angst vor dem Verlust der eigenen Persönlichkeit, der Unabhängigkeit und dem Versagen spielen hierbei eine nicht unwesentliche Rolle. Hohe Wertschätzung, besondere persönliche Zuwendung und menschliche Wärme und Nähe bieten den Rahmen, den an Demenz erkrankte Personen benötigen, um sich sicher und geborgen fühlen zu können. Ein Clown kann diese Nähe zumindest kurzzeitig, z.B. durch eine herzliche Umarmung, herstellen. Eine Atmosphäre verändert sich laut Ulrich Fey, dem deutschen Clown-Pädagogen, egal in welchem Bereich, wenn ein Clown zu diesem Zutritt bekommt. Gabriela Stoppe leitet in Basel eine Schwerpunktpraxis für Menschen mit Demenz. Sie verfügt über eine länger als zwanzig jährige Erfahrung in der Arbeit mit Demenzkranken (116). In den Jahren von 2003 bis 2012 war sie als ärztliche Leiterin des Bereiches Allgemeine Psychiatrie stationär an den Universitären Psychiatrischen Kliniken in Basel tätig (88). Ihre Praxiserfahrungen zeigten, dass durch Humor im Pflegebereich der Psychopharmaka-Verbrauch gesenkt werden kann. Hierbei handelt es sich jedoch nicht um Studienergebnisse, sondern um persönliche Erfahrungswerte. Während gemäß den Beobachtungen von Gabriela Stoppe zwei Drittel der Demenzerkrankten unter Begleitsymptomen wie Angst oder Depression leiden, zeigen zwei Drittel der Patienten das Symptom der Apathie. Bei einem Drittel machen sich psychotische Anzeichen bemerkbar (48). Stoppe stellte fest, dass das menschliche Gehirn auch bei kognitiver reduzierter Fähigkeit in der Lage ist, auf Humor zu reagieren. Sie fand des Weiteren heraus, dass bei Demenzkranken durch Humor ein Training von emotionalen, motorischen und kognitiven Fähigkeiten möglich ist und nachweislich erfolgt. In der Praxis üben die Clowns paradoxe Interventionen aus und thematisieren z.B. auch das Versagen, das für Demenzkranke zu ihrem Alltag gehört. Dadurch begibt sich der Clown auf die Ebene der Demenzkranken und ist so in der Lage, ihre Ängste und Sorgen zu lindern. Ein Clown kann nach Ulrich Fey das Leben leicht, heiter und als Spiel verstehen und ausdrücken. Er unterscheidet gemäß Fey in seinen Handlungen kein positives und negatives Verhalten. Durch Vorleben des Versagens als ein normales Geschehen wird den Betroffenen die Angst vor dem eigenen Versagen genommen. Sie werden in die Lage versetzt, sich zu entspannen und wohler zu fühlen. Die Interventionen dürfen dabei laut Ulrich Fey nicht ironisch oder kompliziert erfolgen, sondern sollten einfach und für die entsprechenden Personen, die damit angesprochen werden sollen, verständlich sein (116). Durch die Studien wurde ferner belegt, dass die bessere Stimmung der Pflegeheimbewohner nach der Clown-Intervention sich auch positiv auf das Pflegepersonal auswirkte (39). Das verdeutlicht, dass Humor einen ansteckenden Effekt hat, das heißt, dass er bewirkt, das Wohlbefinden aller beteiligten Personen zu erhöhen und im zwischenmenschlichen Bereich Ängste, Barrieren, Unsicherheiten und Spannungen abzubauen (103).

Die Initiative „Glücksmomente“, die der Verein Humor Care trägt, soll den Alltag in Pflegeeinrichtungen ebenfalls bereichern und erhellen. Die Care-Clowns besuchen dazu Einrichtungen der stationären Langzeitpflege in Deutschland und der Schweiz. Diese sogenannten Care-Clowns wurden in Workshops des deutschen Clown-Pädagogen Ulrich Fey geschult. Des Weiteren bieten die Initiative „Glücksmomente“ unter der Leitung des Vereins Humor Care sowie auch Ulrich Fey Schulungen für das Pflegepersonal an. Das Ziel des Vereins ist es, das Clown-Angebot in möglichst vielen Pflegeeinrichtungen fest zu integrieren (103).

9. Vergleich von kognitiver Verhaltenstherapie zu medikamentöser Therapie bei Depressionen

Schon eine Studie aus dem Jahr 2005 verdeutlichte, dass eine kognitive Verhaltenstherapie eine gleichwertige Alternative zu der medikamentösen Therapie einer Depression darstellt (27). Dazu haben Psychologen von der Universität in Pennsylvania in Philadelphia um Robert J. De Rubeis eine große Vergleichsstudie zwischen beiden Therapieoptionen gestartet. Es wurden 240 Patienten rekrutiert, die an mittelschwerer bis schwerer Depression litten und sich wegen dieser Erkrankung erstmalig in eine Behandlung begeben hatten. 120 dieser Patienten sind mit Antidepressiva therapiert worden. Von den anderen 120 Patienten bekamen 60 Patienten ein Placebo verabreicht und die weiteren 60 Patienten eine kognitive Verhaltenstherapie. Der Interventionszeitraum betrug jeweils 16 Wochen. Die medikamentöse Therapie erfolgte mit dem Wirkstoff Paroxetin aus der Wirkstoffklasse der SSRI. Die Anfangsdosis wurde gering gehalten und beim Ausbleiben von unerwünschten Arzneimittelwirkungen nach Bedarf erhöht. Blieb nach achtwöchiger Behandlung eine Wirkung aus, wurden die Patienten außerdem mit Lithium zur Verstärkung der Wirkung des Antidepressivums oder Desipramin aus der Wirkstoffklasse der tricyclischen Antidepressiva therapiert. Die kognitive Verhaltenstherapie fand in Form von Sitzungen statt, die sich jeweils über einen Zeitraum von 50 Minuten erstreckten. Im ersten Monat fanden zwei Sitzungen statt, in den darauffolgenden zwei Monaten erfolgten sie ein- bis zweimal wöchentlich. In den letzten vier Wochen wurde die Therapie auf eine wöchentliche Sitzung reduziert. Die Ergebnisse der Verhaltenstherapie waren am Ende der Studie ebenso erfolgreich wie unter der medikamentösen Therapie. Außerdem war die Rückfallrate bei den Patienten, die eine Verhaltenstherapie erhalten hatten, geringer als die der Patienten, die mit Antidepressiva behandelt worden waren. Die Psychologen begründeten diesen besseren Effekt der Verhaltenstherapie damit, dass die Patienten in den Therapiesitzungen unterwiesen werden, wie sie auch ohne die Einnahme von Antidepressiva mit ihren Problemen und sogenannten Gedankenketten umgehen lernen und ihre Erkrankung überwinden können. Nach Meinung der forschenden Psychologen waren die Lebensumstände, die die Ursache einer Depression darstellten, stärker als jedes Antidepressivum. Deshalb fanden sie es effektiver, dass die Patienten lernten, in diesen Lebensumständen mit ihren Problemen umzugehen, als ein Antidepressivum zu erhalten, was die beschriebene Studie belegte. Die Therapien wurden an zwei Kliniken durchgeführt. Außer der Universität in Philadelphia hatte sich auch die Vanderbilt Universität in Nashville/Tennessee zur Teilnahme bereit erklärt. Interessanterweise lieferte die Psychotherapie an der Universität in Nashville/Tennessee schlechtere Ergebnisse als diejenige an der Universität in Philadelphia. Ein Grund hierfür könnte darin liegen, dass die Patienten in Nashville als Begleitsymptom der Depression noch eine Angststörung mitbrachten. Bei der Indikation einer Angststörung hingegen zeigte die kognitive Verhaltenstherapie in Nashville eine geringere Wirksamkeit. Ein anderer Grund könnte laut den Aussagen der Psychologen darin liegen, dass die Universität in Philadelphia über höher qualifizierte Psychologen verfügt. Da die Erfolgschancen einer Verhaltenstherapie auch nicht unwesentlich von den Fähigkeiten des Psychotherapeuten abhängen, wäre diese Begründung ebenso denkbar.

Zusammenfassend kann anhand der Resultate konstatiert werden, dass die kognitive Verhaltenstherapie eine durchaus gleichwertige Therapiealternative zu einer medikamentösen Therapie zur Behandlung von Depressionen ohne das Begleitsymptom Angststörung darstellt. Hervorzuheben ist, dass eine kognitive Verhaltenstherapie auch über das Ende der Behandlung hinaus noch ihre Wirkung zeigt. Hingegen muss eine medikamentöse Behandlung meist längerfristig weiter erfolgen (2).

Auch Frau Professor Gabriela Stoppe gibt den psychotherapeutischen Behandlungsangeboten zugunsten der Reduktion des Psychopharmaka-Verbrauches in der Anwendung bei Depressionen den Vorrang (108). Sie erklärte, dass Antipsychotika erst dann bei einer Demenz zur Behandlung der neuropsychiatrischen Symptome zum Einsatz kommen sollten, wenn alle nichtpharmakologischen Interventionsmöglichkeiten keine Wirkung mehr zeigten (48). Die Deutsche Gesellschaft für Gerontopsychiatrie und -psychotherapie e.V. empfiehlt ebenfalls zuerst den Einsatz von nichtmedikamentösen Interventionen vor dem Einsatz von Psychopharmaka (28).

10. Bewertung von Nahrungsergänzungsmitteln in höherem Lebensalter

Einfluss von Omega-3-Fettsäuren auf Personen, die unter einer Altersdepression leiden

Wissenschaftler um M. Rondanelli gingen im Jahr 2010 der Frage nach, welchen Einfluss der Einsatz von Omega-3-Fettsäuren auf Patientinnen ausüben könne, die unter Depressionen im Alter leiden (95). Dazu ist eine doppelblinde, Placebo-kontrollierte randomisierte Interventionsstudie durchgeführt worden. Die Teilnehmerinnen waren Seniorinnen, die in einem italienischen Altenpflegeheim betreut wurden. Das Alter dieser Frauen lag zwischen 66 und 95 Jahren. Die Einschlusskriterien in die Studie waren das Vorhandensein einer Depression laut Geriatric Depression Scale (GDS) und ein BMI, der zwischen 19 und 30 liegen sollte. Unter der Geriatrischen Depressionsskala versteht man ein Instrument, mit dessen Hilfe Rückschlüsse auf eine eventuell vorhandene Altersdepression oder depressive Stimmungslage gezogen werden können. Es ist ein von J. A. Yesavage in der Mitte der 1980er Jahre entwickelter Depressionstest. Der Test beinhaltet einen Fragebogen, der von den Patienten selbständig ausgefüllt werden muss und 15 Fragen enthält (42). Zu den Ausschlusskriterien der Interventionsstudie gehörten neben psychiatrischen Krankheiten und psychotischen Symptomen die Medikation mit Psychopharmaka oder der Verdacht auf Suizidgefahr. Die Studie erstreckte sich über einen Zeitraum von acht Wochen. In dieser Zeit erhielten 22 der Probandinnen täglich ein Präparat, das insgesamt 2,5g an langkettigen Omega-3-Fettsäuren enthielt. Diese 2,5g setzten sich aus 1,67g Eicosapentaensäure und 0,83g Docosahexaensäure zusammen. Die anderen 24 Probandinnen bekamen täglich ein Placebo-Präparat. Den primären Endpunkt der Studie bildete eine Verminderung der depressiven Symptomatik. Bereits nach einer achtwöchigen Intervention war eine signifikante Reduktion der depressiven Symptome der Probandinnen aus der Interventionsgruppe zu erkennen (um 27%). In der Placebo-Gruppe ergab die Auswertung mit Hilfe der Geriatrischen Depressionsskala eine Reduktion der depressiven Symptomatik um fünf Prozent. Von unerwünschten Wirkungen wurde in keiner der beiden Gruppen berichtet, wodurch sich die hohe Adhärenz der Probandinnen erklärte, so dass keine drop outs auftraten. Inwieweit diese relativ kleine Stichprobe aussagekräftig ist, muss anhand größerer Stichproben und Langzeitstudien geklärt werden. Trotzdem favorisierten die Wissenschaftler den Einsatz von Omega-3-Fettsäuren als eine sinnvolle Nahrungsergänzung in Zusammenhang mit einer medikamentösen Therapie zur Behandlung von Depressionen im Alter. Auch schlossen sie die Gabe von Omega-3-Fettsäuren als gut verträgliche wirksame Alternative zum Einsatz von Antidepressiva bei der Behandlung von Altersdepressionen nicht aus (95, 99).

Einfluss von DHA (Docosahexaensäure) auf die kognitive Leistungsfähigkeit

Die Docosahexaensäure ist eine langkettige, ungesättigte Fettsäure, die im Gehirn, speziell als Bestandteil neuronaler Membran-Phospholipide im zerebralen Cortex, vorkommt. Sie spielt eine wichtige Rolle für die Gehirnfunktionen wie z.B. Rezeptoraffinität oder Membran-Fluidität. Aus epidemiologischen Studien ging hervor, dass ein reduzierter Plasmaspiegel an DHA mit einem Rückgang von kognitiven Fähigkeiten assoziiert war (126). Dieses Ergebnis wurde an gesunden älteren Personen, aber auch an Patienten, die an einer Alzheimer-Demenz erkrankt waren, beobachtet. Ebenso wurde konstatiert, dass Personen mit einer höheren DHA-Zufuhr und -konzentration im Plasma ein geringeres Risiko, an Alzheimer zu erkranken oder die kognitiven Fähigkeiten zu verlieren, aufwiesen. Es wurden auch Untersuchungen zur DHA-Aufnahme aus Fischöl und Omega-3-Fettsäuren aus Krill-Öl vorgenommen. Diese ergaben keine signifikanten Veränderungen der kognitiven Leistungsfähigkeit der Personen, die bereits unter einer Alzheimer-Erkrankung litten oder unter starken kognitiven Einschränkungen, die eine andere Ursache hatten und DHA aus Fischöl oder Omega-3-Fettsäuren aus Krill-Öl eingenommen hatten. Hingegen zeigten die Probanden mit geringen kognitiven Einschränkungen nach Gabe dieser ungesättigten Fettsäuren eine Verbesserung ihrer kognitiven Leistungsfähigkeit (98).

In einer im Jahr 2010 durchgeführten doppelblinden, randomisierten Placebokontrollierten Studie ist untersucht worden, ob die tägliche Gabe von 900mg einer isolierten DHA-Supplementierung Einfluss auf die kognitiven Fähigkeiten von Personen, bei denen altersbedingt mit einer Abnahme der kognitiven Leistungsfähigkeit zu rechnen ist, nimmt (127). Die Studie wurde an 19 Kliniken in den USA durchgeführt und umfasste 485 Personen. Die Studiendauer betrug 24 Wochen und das Alter der Teilnehmer und Teilnehmerinnen lag bei ca. 55 Jahren. Diese Personen litten noch nicht an einer Alzheimer-Demenz, zeigten aber bereits Symptome einer altersbedingten Abnahme der kognitiven Leistungsfähigkeit (ARCD). Zu einer Beurteilung wurde ein validierter neuropsychologischer Test eingesetzt. Dieser sogenannte CANTAB-Test spiegelte die kognitive Leistungsfähigkeit wider, indem Gedächtnis-, Lern-, Aufmerksamkeits- und Problemlösungstests durchgeführt und ausgewertet wurden. Am Ende der Studie ergab der PAL-Test (ein spezieller Test der CANTAB-Tests, der zu den Gedächtnistests zählt) eine signifikant geringere Fehlerquote in der Gruppe der Personen, die DHA einnahmen, im Verhältnis zu der Gruppe, die Placebo erhalten hatte. Bezogen auf das Alter zeigten diejenigen Personen, die DHA eingenommen hatten, eine gleiche Fehlerquote, wie sie in Tests zuvor an sieben Jahre jüngeren Personen festgestellt worden war. Bei denjenigen Personen, die Placebo bekamen, wurde hingegen eine Verbesserung in der PAL-Skala um 3,6 Jahre deutlich. Die Wissenschaftler schlussfolgerten, dass die Gabe von DHA frühe Symptome des kognitiven Abbaus bei gesunden älteren Personen zurückdrängen kann. Sie forderten hierzu aber auch Langzeitstudien zu einem effektiven Beweis dieser These. Zumindest unterstrichen sie Tendenzen der Studie im Hinblick auf die Erhaltung der kognitiven Fähigkeiten bei einer möglichst frühzeitigen Gabe von DHA als präventive Maßnahme (90, 98, 117, 127).

Einfluss von Vitamin D auf den Erhalt kognitiver Gedächtnisleistungen

In einer britischen Studie an der University of Exeter hat ein internationales Forscherteam um David Llewellyn untersucht, ob der Vitamin-D-Gehalt im

Blut mit kognitiven Gehirnleistungen assoziiert ist (113). Die Probandenanzahl dieser Beobachtungsstudie betrug 1.658 Personen. Die Einschlusskriterien waren, dass die Personen ein Mindestalter von 65 Jahren aufwiesen. Die Ausschlusskriterien waren das Vorliegen einer Demenz oder Gefäßerkrankung. Die Studiendauer betrug fünfeinhalb Jahre. Innerhalb dieser Studiendauer sind 171 Probanden an einer Demenz erkrankt, insbesondere 102 Probanden speziell an einer Alzheimer-Demenz. Die Diagnosestellung erfolgte von Neurologen und Psychiatern u.a. durch Hirnscans. In Blutanalysen wurde der Vitamin-D-Gehalt bestimmt.

Die Ergebnisse zeigten, dass die Probanden, deren Vitamin-D-Spiegel Werte in den Bereichen kleiner als 25nmol/L oder 10ng/ml aufwiesen, ein um 125 Prozent erhöhtes Risiko zeigten, an einer Demenz zu erkranken (113). Dabei erstreckt sich der Referenzbereich für den Gehalt an Vitamin D im Blut für einen Erwachsenen im Winter von 25 bis 125nmol/L und im Sommer von 50 bis 300nmol/L (66). Bei den Probanden, deren Vitamin-D-Gehalte zwischen 25 und 50nmol/L lagen, war ein um 53 Prozent erhöhtes Risiko an einer Demenz zu erkranken, zu verzeichnen. Das Alzheimer-Risiko war bei diesen Probanden um 69 Prozent erhöht. Bei denjenigen Probanden, deren Vitamin-D-Gehalt im Blut mindestens 50nmol/L betrug, wurde ein minimales Demenzrisiko ermittelt. Obwohl die individuellen Faktoren wie Alter, Geschlecht, Körpergewicht, Schulabschluss, Alkohol- und Nikotinkonsum mit in die Auswertung der Wissenschaftler einflossen, sind unbekannte Einflussfaktoren nicht zu unterschätzen. Die Wissenschaftler zogen dabei eine umgekehrte Ursache-Wirkung-Beziehung in Betracht. Die Demenz könnte möglicherweise die Ursache eines niedrigen Vitamin-D-Spiegels sein. Grundlage dieser Überlegung bildete dabei die Annahme, dass sich an Demenz erkrankte Personen weniger in der Sonne aufhielten und dabei über die Eigensynthese weniger Vitamin D mittels Sonneneinstrahlung gebildet werden könne. Gegen diese Vermutung spricht aber der Fakt, dass alle in die Studie eingeschlossenen Probanden ohne die Symptome einer Demenz und durchaus körperlich aktiv waren. Die Studie liefert einen Hinweis darauf, dass Vitamin D essentiell für den Erhalt kognitiver

Gedächtnisleistungen ist. Ein Beweis wäre die Durchführung von weiteren Studien, um der These nachzugehen, ob sich durch eine vermehrte Vitamin-D-Zufuhr das Demenzrisiko tatsächlich senken lässt und damit das Auftreten einer Demenz verzögert oder sogar verhindert werden könnte. Das forderten die Forscher in ihrem Bericht „Vitamin D and the risk of dementia and Alzheimer disease" vom 06.08.2014 (21, 113).

Auch französische Wissenschaftler beschäftigten sich mit der These, ob eine ausreichend hohe Vitamin-D-Zufuhr bei älteren Frauen einen Schutz vor dem Abbau kognitiver Fähigkeiten bieten könnte (6). Dafür sind 498 Frauen, die ein Mindestalter von 75 Jahren aufwiesen und keine Nahrungsergänzungsmittel, die Vitamin D enthielten, zu sich nahmen, in die Studie eingeschlossen worden. Sie erstreckte sich über einen Zeitraum von sieben Jahren (von 2005 bis 2012). Danach bildeten sich drei verschiedene Gruppen der Teilnehmerinnen: eine derer, die an einer Alzheimer-Demenz erkrankten, eine, in der die Teilnehmerinnen andere Formen von Demenz aufwiesen, und eine dritte, in der die Teilnehmerinnen gar keine Demenz ausbildeten. Die Zufuhrmenge von Vitamin D mit der Nahrung ist anhand eines Ernährungsfragebogens zu Beginn der Studie abgefragt worden. Dieser wurde von den Teilnehmerinnen selbständig ausgefüllt. Spezielle Einflussfaktoren wie z.B. körperliche Aktivität, Schulbildung, Sonnenexposition, das Vorhandensein von chronischen Krankheiten und Behinderungen oder einer Depression sowie der Psychopharmaka-Verbrauch wurden bei der Auswertung berücksichtigt. Die Ergebnisse zeigten, dass die Teilnehmerinnen, die an einer Alzheimer-Demenz erkrankt waren, im Durchschnitt 50,3µg an Vitamin D in einer Woche zuführten. Die Teilnehmerinnen, die an anderen Demenzformen erkrankten, nahmen durchschnittlich 63,3µg Vitamin D pro Woche auf. Diejenigen Teilnehmerinnen, welche gar keine Demenz entwickelten, hatten eine durchschnittliche wöchentliche Vitamin-D-Zufuhr von 59,0µg. Das zeigt einen Zusammenhang zwischen erhöhter Vitamin-D-Zufuhr und einem geringeren Risiko, an Alzheimer zu erkranken.

Ebenso gingen US-amerikanische Wissenschaftler der These nach, ob eine geringe Vitamin-D-Konzentration im Blut mit dem Abbau von kognitiven Fähigkeiten assoziiert sei (105). Dazu sind 6.257 ältere Frauen in einer Kohortenstudie über einen Zeitraum von vier Jahren beobachtet und untersucht worden (von 2008 bis 2012). In den Ergebnissen wurde deutlich, dass bei den Frauen, die eine Vitamin-D-Konzentration im Blut von 10ng/ml bzw. 25nmol/L aufwiesen, ein signifikant höheres Risiko besteht, kognitiven Einschränkungen zu unterliegen, als bei denjenigen Teilnehmerinnen mit einer Vitamin-D-Konzentration im Blut von 30ng/ml bzw. 75nmol/L. Bei der Gruppe der Teilnehmerinnen, bei denen kognitive Defizite zu erkennen waren, lag der Vitamin-D-Spiegel unter 20ng/ml. Diese Frauen zeigten ein erhöhtes Risiko für den Abbau von kognitiven Fähigkeiten.

Aus einer Stellungnahme „Vitamin D und Prävention ausgewählter chronischer Krankheiten" der Deutschen Gesellschaft für Ernährung aus dem Jahr 2011 geht hervor, dass bei einer Studie von 2010 (Kaiser et. al.), die in Pflegeheimen an 85-jährigen Pflegeheimbewohnern durchgeführt worden ist (und Pflegeheimbewohnern, die acht Jahre jünger oder älter waren) bei rund 70 Prozent der Teilnehmer ein Mangel an Vitamin D zu verzeichnen war (68). Dabei lag die Vitamin-D-Konzentration dieser Teilnehmer unter 25nmol/L. Hingegen ist in einer anderen Studie aus dem Jahr 2007 (Saeglitz et.al.) an 83-jährigen geriatrischen Patienten und denjenigen, die fünf Jahre älter oder jünger waren, festgestellt worden, dass rund 45 Prozent der Patienten eine Vitamin-D-Konzentration im Blut unter 25nmol/L und damit einen Mangel aufwiesen (68). Der Stichprobenumfang betrug in beiden Fällen 186. Dabei kam eine Studie aus dem Jahr 2011(GISELA-Studie), die an gesunden Senioren im Alter von 66 bis 96 Jahren durchgeführt worden ist, zu dem Ergebnis, dass bei keinem der Probanden ein Vitamin-D-Mangel zu finden war (68). Der Stichprobenumfang betrug hierbei 176. Das legt den Schluss nahe, dass besonders chronisch kranke und pflegebedürftige ältere Menschen zu den Risikogruppen zählen, einen Vitamin-D-Mangel auszubilden (14).

Die Wirkung der Aminosäure L-Tryptophan im Organismus und ihr Einsatz bei Depressionen

Bei L-Tryptophan handelt es sich um eine proteinogene essentielle Aminosäure, die sehr selten in der Nahrung vorkommt. Sie ist die Vorstufe der nicht proteinogenen Aminosäure 5-Hydroxytryptophan, aus der der körpereigene Neurotransmitter Serotonin gebildet wird. Bekannt ist das Serotonin im Sprachgebrauch allgemein als das sogenannte „Glückshormon". Das Serotonin wird unter noradrenergem Einfluss zu Melatonin synthetisiert. Neben der stimmungsaufhellenden Wirkung kommt dem L-Tryptophan auch eine wichtige Rolle in der Niacin-Synthese zu, bei der es als Provitamin des Vitamin B3 fungiert. Das Niacin wiederum übernimmt wichtige Aufgaben im Eiweiß-, Kohlenhydrat- und Fettstoffwechsel. Für die Synthese von Neurotransmittern und Botenstoffen, die für eine Reizweiterleitung im Gehirn verantwortlich sind, stellt das Vitamin B3 einen wichtigen Baustein dar. Die Aminosäure L-Tryptophan ist ebenso Teil vieler enzymatischer Reaktionen im Organismus und hilft bei dem Aufbau von Geweben als Bestandteil von Struktureiweißen (4, 94).

Bei einem Mangel an L-Tryptophan können Stimmungsschwankungen bis hin zu Depressionen und Angststörungen auftreten (45, 73, 91). Durch ungesunde Ernährung und Lebensgewohnheiten (z.B. zu viel Stress im Alltag) ist es möglich, dass der tägliche Bedarf an L-Tryptophan nicht vollständig abgedeckt werden kann (70). Gesunde Menschen im Erwachsenenalter sollten einen täglichen Konsum an L-Tryptophan von 4 bis 5mg/kg Körpergewicht haben (13). L-Tryptophan ist nicht wasserlöslich und gegen Hitze inert. In den Nahrungsmitteln liegt es nicht in freier Form, sondern als Bestandteil von Proteinen gebunden vor. Ein relativ hoher Anteil an Tryptophan ist in Soja-Bohnen, Cashew-Kernen und Haferflocken zu finden. Interessanterweise enthält auch das reine Kakaopulver ohne Zucker einen nicht geringen Anteil an L-Tryptophan (siehe Tabelle 2) (4).

Tabelle 2: Vorkommen von L-Tryptophan in der Nahrung

Lebensmittel	Gesamtprotein	L-Tryptophan-Gehalt pro 100g	Anteil des L-Tryptophans an Protein
Soja-Bohnen	36,5%	590mg	1,6%
Cashew-Kerne	18,2%	287mg	1,6%
Kakaopulver ohne Zucker	19,6%	293mg	1,5%
Haferflocken	13,2%	182mg	1,4%
Kuhmilch(3,8% Fettgehalt)	3,3g	46mg	1,4%
Hühnerei	12,6%	167mg	1,3%
Reis(ungeschält)	7,9%	101mg	1,3%
Walnüsse	15,2%	170mg	1,1%

Japanische Wissenschaftler um S. Ogawa untersuchten 2014 in einer Studie, ob es Unterschiede in der L-Tryptophan-Konzentration im Plasma bei gesunden Menschen und Patienten, die an einer Depression erkrankt waren, gäbe (79). Dazu wurden 82 gesunde Menschen, die als Kontrollgruppe dienten, gegenüber 66 Patienten, die an einer Major Depression litten, getestet. Die Plasmakonzentrationen an L-Tryptophan der Patienten mit einer Depression lagen signifikant niedriger als die der gesunden Probanden. In einer weiteren Metaanalyse von 24 Studien, die von denselben Wissenschaftlern durchgeführt worden ist, sollte geprüft werden, ob es einen signifikanten Zusammenhang zwischen einem niedrigen Plasmaspiegel an L-Tryptophan und dem Auftreten von Depressionen gäbe (79). Dazu wurden insgesamt 744 Patienten mit Depressionen und 793 gesunde Personen, die als Kontrollgruppe dienten, betrachtet. Im Einzelnen wurden 156 Patienten, die keine Medikation bekamen, gegenüber 203 Patienten mit einer Medikation gesondert untersucht. Die Metaanalyse lieferte das Ergebnis, dass bei Patienten, die unter einer Depression litten, eine signifikant niedrigere Konzentration an L-Tryptophan im Plasma vorhanden war. Bei den Patienten, die an einer Depression litten und nicht medikamentös behandelt worden waren, war ein noch deutlicherer Effekt erkennbar (36, 79).

In verschiedenen Studien ist die Wirkung von L-Tryptophan untersucht und die Wirksamkeit im Einsatz bei leichten bis mittelschweren Depressionen beobachtet und belegt worden (112). In einer Studie von Pöldinger und seinen Mitarbeitern ist beispielsweise 1991 an der Psychiatrischen Universitätsklinik in Basel untersucht worden, inwieweit sich eine Therapie mittels Antidepressivum mit dem Einsatz von 5-Hydroxytryptophan vergleichen lässt (86). Die Grundlage dieser Studie bildete das Wissen, dass Serotonin aus 5-Hydroxytryptophan synthetisiert wird und die Serotonin-Konzentration bei Patienten, die an einer Depression leiden, zumeist verringert ist. Die Zufuhr eines Bausteines des Serotonins sollte die Eigensynthese im Organismus anregen. Durch die höhere Serotoninkonzentration wurde eine Verbesserung der depressiven Symptomatik erwartet. Die Kontrollgruppe dieser Studie erhielt den SSRI Fluvoxamin über einen Zeitraum von sechs Wochen. Die Wirkstoffe der Wirkstoffklasse SSRI verstärken die Wirkung des Serotonins, ohne jedoch Einfluss auf die Konzentration an Serotonin zu nehmen. Bei der Interventionsgruppe wurde die Aminosäure 5-Hydroxytryptophan in einer Dosis von 300mg/Tag zur Therapie eingesetzt. Die Studie war doppelblind durchgeführt worden und die Patientenanzahl betrug 36. Zur Erfolgskontrolle wurde der Hamilton Score im Abstand von zwei Wochen bestimmt (11). Bei der Hamilton-Skala handelt es sich um ein Diagnoseinstrument zur Bestimmung des Schweregrades einer Depression. Sie ist im Jahr 1960 von Max Hamilton erstmalig angewendet und entwickelt worden und besteht aus 21 Fragen. Des Weiteren gibt es Skalen mit 14, 17 und 24 Fragen. Diese werden von einem Untersucher ausgefüllt und dabei der Schweregrad der Ausprägung bestimmter Symptome erfasst (41). Zu beobachten war ein Rückgang der Schweregrade der Depressionen sowohl in der Kontroll- als auch in der Interventionsgruppe. Bei den Patienten, die mit Fluvoxamin behandelt worden waren, sanken die Werte im zweiwöchentlichen Abstand von 25,8 auf 20,7, auf 13,6 und letztlich auf 10,7. Hingegen sanken die Werte der Interventionsgruppe bei einer Einnahme des 5-Hydroxytryptophans im zweiwöchentlichen Abstand von 27,1 auf 20,6, auf 14,3 und letztlich auf 10,6. Dabei kann festgestellt werden, dass bei der Therapie mit der Aminosäure 5-Hydroxytryptophan ähnlich gute Ergebnisse erzielt werden konnten wie bei der Einnahme des Antidepressivums Fluvoxamin. Zudem wurde beobachtet, dass die unerwünschten Arzneimittelwirkungen unter der Therapie der Aminosäure deutlich geringer ausgeprägt waren und seltener auftraten als unter der Therapie mit dem klassischen Antidepressivum (11, 86). Allerdings ist die Probandenanzahl von 36 recht klein gewählt. Des Weiteren sind positive Effekte bezüglich des Einsatzes der Aminosäure bei Schlafstörungen beobachtet worden. Sie soll dafür sorgen, dass der Serotoninspiegel am Tag konstant gehalten wird. Dadurch kann in der Nacht ausreichend Melatonin synthetisiert werden. Melatonin regelt im Organismus den Tag-Nacht-Rhythmus und bewirkt unter anderem einen erholsamen Schlaf. Neben der schlaffördernden wurde auch eine appetithemmende Wirkung von L-Tryptophan beobachtet. In Österreich und der Schweiz ist es als Arzneimittel eingestuft worden und unterliegt der Verschreibungspflicht. In Deutschland ist L-Tryptophan als Arzneimittel nur für die Indikation als Schlafmittel in Rücksprache mit einem Arzt oder Therapeuten in Apotheken in den Dosierungen von 250mg und 500mg ohne eine ärztliche Verschreibung erhältlich. Zur Behandlung von depressiven Erkrankungen unterliegt es in Deutschland ebenfalls der Verschreibungspflicht (1, 4, 15).

11. Bewertung von alternativen Ansätzen zur Verbesserung der psychischen Situation im Alter

Wirksamkeit von körperlichen Übungen und Training auf den Erhalt von körperlichen Potentialen verbunden mit der Verzögerung des körperlichen und kognitiven Abbaus bei älteren Menschen mit Demenz

Den Stand der Forschung haben deutsche Forscher unter der Leitung von Dr. Klaus Hauer vom Bethanien-Krankenhaus/Geriatrischen Zentrum der Universität Heidelberg in einer Übersichtsarbeit von 2006 dargelegt (53). Sie fanden heraus, dass vorige Studien zu diesem Thema eine Inhomogenität bezüglich ihres Stichprobenumfanges, der Methodik, Art der Intervention und des motorischen Assessments aufwiesen. Da die Ergebnisse der durchgeführten Interventionen widersprüchlich waren, konnte durch diese Studien nicht belegt werden, dass das körperliche Training zu einer Erweiterung der motorischen Fähigkeiten bei Menschen, die an Demenz erkrankt sind, beiträgt. Es blieb des Weiteren offen, ob die geringe Fähigkeit der Teilnehmer zur Rehabilitation oder Defizite in der Methodik der Studien (z.B. zu geringe Anzahl der Teilnehmer oder Inhomogenität der Stichprobe, nichtvalide Testinstrumente) zu unzureichenden Ergebnissen führte. Die Forscher stellten weiterhin fest, dass die unterschiedlichen kognitiven Fähigkeiten der Teilnehmer als Ausgangssituation nicht berücksichtigt worden waren. So wurden z.B. Testgruppen gebildet, die aus Teilnehmern mit unterschiedlichem kognitivem Ausgangsstatus bestanden. Des Weiteren wurde kritisch angemerkt, dass bestimmte Hilfestellungen der begleitenden Person in vielen Interventionsstudien nicht ausreichend in den Studienprotokollen dokumentiert worden waren (53, 85).

Auf der Grundlage dieser Erkenntnisse wurde eine spezielle Methodologie erarbeitet, die sich in Studien zur Untersuchung von Effekten des körperlichen Trainings auf Teilnehmer mit geringen kognitiven Fähigkeiten anwenden lässt (56). Eine Forschergruppe unter der Leitung von Hauer validierte vorhandene

Testinstrumente, wie z.B. die Selbstauskunfts- und Interviewversion des Fragebogens zur Erfassung sturzassoziierter Selbstwirksamkeit. Am Bethanien-Krankenhaus/Geriatrischen Zentrum der Universität in Heidelberg wurde zu oben genanntem Thema in den Jahren von 2005 bis 2009 eine Trainingsstudie mit den selbst entwickelten Methoden von der Forschungsgruppe um Hauer durchgeführt. Darin konnte belegt werden, dass sich sowohl die motorisch-kognitiven Komplexleistungen als auch die motorischen und funktionellen Leistungen bei Menschen mit Demenz unter einem standardisierten progressiven Training der Kraft, funktionellen Leistungen und Gleichgewichtskontrolle signifikant verbessert haben. Auch neun Monate nach Trainingsende waren noch positive Veränderungen erkennbar (56, 85).

Basierend auf diesen Studienergebnissen ist ein Programm „Bewegung bei Demenz" entwickelt worden, welches im ambulant geriatrischen Bereich in der Rehabilitation eingesetzt werden kann.

Ein anderes Forscherteam (Sportwissenschaftler vom Institut für Bewegungs- und Sportgerontologie der Deutschen Sporthochschule in Köln) wies im Rahmen des Projektes „fit für 100" nach, dass Bewegung bei Menschen mit Demenz sowohl den Muskelaufbau fördert als auch eine beruhigende Wirkung auf Demenzkranke, die ängstlich und unruhig sind, ausübt (71). Dazu wurde eine Longitudinalstudie mit zwei Interventionsgruppen in Pflegeeinrichtungen, die besonders für Menschen mit Demenz konzipiert und ausgelegt waren, durchgeführt. Auf der Grundlage dieser Forschungsergebnisse ist ein Trainingsprogramm „Move" entwickelt worden, das Menschen mit Demenz zur Aktivierung helfen soll (85).

Zu Erhalt und Förderung der Selbständigkeit von Bewohnern in Pflegeeinrichtungen sowie ihrer kognitiven und funktionellen Fähigkeiten führten die Wissenschaftler Wolf D. Oswald, Andreas Ackermann und Thomas Gunzelmann vom Institut für Psychogerontologie an der Universität Erlangen-Nürnberg 2006 eine Studie durch (81). Sie wurde vom Bundesministerium für Gesundheit und Soziale Sicherung gefördert (Forschungsprojekt „Rehabilitation im Altenpflegeheim") und überprüfte die Anwendung und Trainingseffektivität einer rehabilitativen Intervention bei Pflegeheimbewohnern. Der Interventionszeitraum betrug zwölf Monate und der Stichprobenumfang 294 Bewohner von Pflegeheimen im Alter von 70 bis 99 Jahren. Die Übungen zur psychomotorischen und kognitiven Aktivierung sowie Entspannungsübungen wurden zweimal wöchentlich über den Zeitraum von ca. einer Stunde in kleinen Trainingsgruppen von sechs bis acht Teilnehmern unter Anleitung durch erfahrene Ergotherapeuten absolviert. Die Bewertung des angestrebten Effektes erfolgte zu drei Zeitpunkten (vor der Intervention, nach sechs Monaten und nach zwölf Monaten). Dazu wurden psychologische, funktionelle und medizinische Variablen zur Messung der Selbständigkeit in den Bereichen der Aktivitäten des täglichen Lebens dokumentiert und ausgewertet. Grundlage dieses Aktivierungsprogrammes (Sim A-P) bildete die Sim A-Studie aus dem Jahr 2002 sowie Kenntnisse und Erfahrungen aus geriatrischen und gerontopsychiatrischen Therapie- und Rehabilitationsstudien (80). Die Intervention beruhte auf einer Kombination von kognitiver und körperlicher Aktivierung, insbesondere zur Förderung psychomotorischer und kognitiver Funktionen für multimorbide Pflegeheimbewohner. Für Pflegeheimbewohner, deren kognitive Fähigkeiten durch eine Demenz reduziert waren, wurde ein speziell dafür erarbeitetes Aktivierungsprogramm mit biografischer Ausrichtung angewandt. Die Studie war kontrolliert und sollte die These prüfen, ob eine Kombination von körperlichem und geistigem Training zur Verbesserung motorischer und kognitiver Leistungen beiträgt.

Bei der Förderung körperlicher Leistungen geht es vorrangig darum, Kraft, Ausdauer, Beweglichkeit und Koordination zu schulen, aber auch die psychomotorischen Leistungen zu verbessern. Das Ziel solcher Maßnahmen ist immer, die Hilfsbedürftigkeit der zu Pflegenden so weit wie möglich zu reduzieren und das körperlich bedingte Sturzrisiko zu senken. In diesem Zusammenhang kommt es besonders darauf an, die Kraft der unteren Extremitäten und die Gleichgewichtsfähigkeit zu fördern sowie etwaige Haltungsstörungen rückgängig zu machen. In der Kombination von Programmen zum Kraft- und Gleichgewichtstraining sowie durch Trainingsprogramme zur Förderung des Muskelaufbaus insbesondere im Bereich der unteren Extremitäten konnte schon in vorangegangenen Studien die Sturzhäufigkeit verringert werden (53, 74, 100). Ebenso haben sie einen positiven Einfluss auf die psychische Verfassung der Pflegeheimbewohner (54). Die gezielte Förderung kognitiver Leistungen soll zusätzlich die Selbständigkeit der Pflegeheimbewohner so weit wie möglich aufrechterhalten. Bei älteren Menschen und bei Menschen, die bereits an Demenz erkrankt waren, konnte der Nachweis der Effektivität kognitiver Aktivierung bereits in mehreren Studien erbracht werden (7, 19, 50). In einigen Fällen ergaben sich allerdings auch weniger eindeutige Ergebnisse (24). Im oben genannten Trainingsprogramm (Sim A-P) erfolgte erstmalig eine Kombination von psychomotorischer und kognitiver Aktivierung in einer Pflegeeinrichtung.

Zuvor wurde die Effektivität einer kombinierten Aktivierung anhand einer Interventionsstudie von Wolf D. Oswald, Bernd Hagen, Roland Rupprecht und Thomas Gunzelmann 2002 an nicht pflegebedürftigen selbständig im eigenen Haushalt lebenden über 75-jährigen Menschen nachgewiesen (80). Kombiniertes Training körperlicher Funktionen (z.B. Gleichgewicht und Balance) mit Förderung kognitiver Funktionen wie Aufmerksamkeit und Konzentration erzielte hier höhere Effekte als eine Schulung von nur einzelnen Trainingsinhalten. Transfereffekte auf fremd- und selbsteingeschätzte Selbständigkeit und Stimmung sind nachgewiesen und bestätigt worden (80).

Ergebnisse des Sim A-Programmes belegen zudem, dass durch die einjährige Intervention mit Trainingsübungen zur Kraftverbesserung, Beweglichkeits- und Ausdauerförderung die körperliche Leistungsfähigkeit der Teilnehmer signifikant verbessert wurde (81). Die positiven Effekte sind damit auch für ältere multimorbide Pflegeheimbewohner bestätigt worden. Ein Nachweis zur Verbesserung der Gleichgewichtsfähigkeit durch das Training konnte in dieser Studie allerdings nicht erbracht werden. Dazu ist anzumerken, dass ein Großteil der entsprechenden Übungen aus Sicherheitsgründen im Sitzen durchgeführt worden ist. Die generelle Sturzhäufigkeit konnte in dieser Studie jedoch signifikant verringert werden. Besonders deutlich wurde dies anhand der Pflegeheimbewohner, die zuvor häufig gestürzt waren. Auch bei demenziell kognitiv eingeschränkten Bewohnern traten im Gegensatz zu anderen Studien positive Effekte auf. Das lässt die Vermutung zu, dass erst durch die Kombination von psychomotorischer und kognitiver Aktivierung, auch bei kognitiv eingeschränkten Bewohnern, das Sturzrisiko signifikant gesenkt werden kann. Der kognitive Status blieb allgemein in der Interventionsgruppe stabil. Durch den sogenannten Bilder-Test, der Gedächtnisleistungen widerspiegelt, die dynamische Enkodierungsleistungen beinhalten, konnten signifikante Verbesserungen in der Interventionsgruppe gegenüber der Kontrollgruppe nachgewiesen werden. Durch die zusätzlichen Beobachtungen des Pflegepersonals konnten auch Transfereffekte der motorisch-funktionellen Verbesserungen auf den Alltag dokumentiert werden. In Studien mit kürzerer Interventionsdauer (von drei bis sechs Monaten) wurden diese Effekte bisher nicht nachgewiesen. Ebenso beobachtete das Pflegepersonal eine Steigerung der kognitiven Aktiviertheit und Wachheit der Studienteilnehmer sowie positive Auswirkungen auf das Alltagsverhalten und das Ausmaß sinnvoller Alltagsbeschäftigungen. Das Besondere an dieser Studie im Vergleich zu bisher durchgeführten ist, dass sogar bei Pflegeheimbewohnern, die bereits an Demenz erkrankt waren, eine kognitive Aktivierung möglich war. Die Förderung der kognitiven Leistungsfähigkeit bewirkte vor allem Verbesserungen in der Geschwindigkeit der Informationsverarbeitung und allgemeiner Anregbarkeit. Das Ziel, die Alltagsaktivitäten signifikant und nachhaltig beeinflussen zu können, ist damit erreicht worden: Positive Effekte gab es vor allem beim Ankleiden, Essen, der Mobilität, jedoch nicht bei der Körperpflege und Hygiene. Allerdings ist anzumerken, dass, durch den Pflegealltag bedingt, die Möglichkeiten der Pflegeheimbewohner zur Selbständigkeit generell begrenzt waren. Obwohl es deutliche Verbesserungen in den physischen und kognitiven Fähigkeiten gab, war die Anwendbarkeit im Alltag bezogen auf die Selbständigkeit demnach durch die Regularien des Pflegealltags limitiert.

Das Pflegepersonal beobachtete auch eine bessere psychische Stimmung. Dabei gab es signifikante Unterschiede in der Kontroll- und Interventionsgruppe, bei der die psychische Befindlichkeit der Interventionsgruppe signifikant besser als die der Kontrollgruppe bewertet worden ist. Ferner bestätigten Beobachtungen des Pflegepersonals eine Verbesserung des Stationsmilieus sowie der Arbeitseinstellung und Arbeitszufriedenheit des Personals während des Aktivierungsprogrammes (81).

Zusammenfassend kann festgehalten werden, dass mit dieser Studie (Sim A-P) belegt werden konnte, dass eine Kombination von körperlichem und kognitivem Training signifikante Therapieergebnisse im Hinblick auf die Förderung der Selbständigkeit bezogen auf die Aktivitäten des täglichen Lebens sowie die Reduzierung der Sturzhäufigkeit von älteren kognitiv eingeschränkten Personen in vollstationären Pflegeeinrichtungen mit sich bringt. Die Anzahl der Sturzpatienten in der Interventionsgruppe konnte während des Sim A-Therapieprogrammes (Sim A-P) um über 50 Prozent reduziert werden. Ebenso verringerten sich in der Interventionsgruppe die Sturzhäufigkeiten um rund 70 Prozent (81).

Eine Besonderheit der Sim A-P-Studie stellt der vollstationäre Bereich dar, in der diese Studie durchgeführt worden ist.

Die oben beschriebene Studie kam mit ihrem Interventionszeitraum von zwölf Monaten auch der Forderung des IQWIG nach einem Beobachtungszeitraum von mindestens 16 Wochen bei Interventionsstudien nach (44). Die Mehrzahl der zuvor durchgeführten Interventionsstudien zur körperlichen Aktivität wies nicht nur methodische Mängel auf, sondern unterschritt zumeist auch diesen geforderten Interventionszeitraum (44).

Dass körperliche Fitness während der gesamten Lebensdauer sich positiv auf den Erhalt und die Förderung von kognitiven Fähigkeiten auswirkt, wurde nicht zuletzt in der großen Langzeitstudie des Scottish Mental Survey im Jahr 2006 nachgewiesen (37, 110, 111).

Die Scottish Mental Survey ist eine der längsten Längsschnittstudien mit sehr großer Stichprobe und wurde an der Universität in Edinburgh durchgeführt. Die Studie bestand aus zwei verschiedenen Untersuchungsansätzen. Zum einen wurden Schüler und Schülerinnen im Alter von elf Jahren, die schottische Schulen am 1. Juni des Jahres 1932 besuchten, mittels eines speziellen Intelligenztestes auf ihre kognitiven Fähigkeiten hin untersucht. Dabei handelte es sich um rund 87.000 Kinder von fast allen schottischen Schulen mit Ausnahme einiger Privatschulen. Zum anderen wurden dieselben Personen im Alter von 79 Jahren mit einem identischen Test untersucht sofern sie noch lebten. Zwischen 1998 und 2001 führten fast 600 dieser überlebenden Personen denselben Intelligenztest durch wie im Alter von elf Jahren. Außer diesem Intelligenztest wurden die 79-jährigen Personen auf ihre körperliche Leistungsfähigkeit hin untersucht. Dabei wurden Parameter wie die Lungenfunktion oder Schrittlänge bestimmt. Bei der Auswertung der Parameter für körperliche Fitness konnte ein enger Zusammenhang zu ausgeprägten kognitiven Fähigkeiten ermittelt werden. Ebenso wurde herausgefunden, dass die älteren Personen, die sich mehr körperlich betätigten, ein höheres Zufriedenheitspotential aufwiesen als diejenigen Personen gleichen Alters, welche weniger körperlich aktiv waren. Weitere Faktoren wie Geschlecht, soziales Umfeld, kognitiver Status im Alter von elf Jahren und mögliches Vorhandensein des Alzheimer-Prädiktor-Gens APOE-4 wurden von den Wissenschaftlern in ihren Auswertungen berücksichtigt (10, 110, 111, 118).

In einem Cochrane-„intervention review“ wurden im Jahr 2008 alle randomisierten und kontrollierten Studien, die sich mit der These beschäftigten, ob eine positive Assoziation zwischen körperlicher Aktivität und Fitness zu kognitiver Fitness bestehe, und die bis zum 15. Dezember 2005 veröffentlicht worden waren, überprüft (5). Eingeschlossen in diese Studien waren Personen, die das

Alter von 55 Jahren erreicht hatten oder älter waren. Sie beinhalteten Interventionen zur Steigerung aerober körperlicher Aktivität. Mit aerobem Training war hier ein gesundheitsorientiertes Ausdauertraining gemeint. Insgesamt wurden elf Interventionsstudien einbezogen. Die Forscher kamen dabei zu der Auffassung, dass das sogenannte aerobe Training sich positiv auf die kardiovaskuläre Gesundheit auswirkt. Ebenso wurde ein positiver Zusammenhang zwischen den kognitiven Leistungen älterer Personen und aerobem Training gefunden. Die Probanden, die physisch leistungsstärker waren, schnitten auch mit besseren Ergebnissen in den Koordinationsfähigkeiten sowohl feiner als auch grober Muskulatur als Maß zur Ermittlung der kognitiven Fähigkeit ab. Die auditive Aufmerksamkeit war bei den Personen, die physisch leistungsstärker waren, ebenso signifikant erhöht. Weitere kognitive Leistungsparameter wie die visuelle Aufmerksamkeit oder die Geschwindigkeit der Informationsverarbeitung waren ebenfalls eng mit den Parametern für die physische Leistungsfähigkeit verbunden. Hierbei waren die Effekte allerdings nicht so intensiv ausgeprägt wie bei der auditiven Aufmerksamkeit und Koordinationsfähigkeit. Wie die Wissenschaftler um Hauer schon festgestellt hatten, bestätigten auch die Autoren des Cochrane-Intervention-Review methodische Defizite der untersuchten Studien (5, 10).

Unter dem Programm „Aktive Gesundheitsförderung im Alter“ ist ein Konzept für 60-jährige und ältere Personen, die ohne eine Pflegestufe selbständig leben, eingeführt worden, das vom Bundesministerium für Familie, Senioren, Frauen und Jugend und der Max und Ingeburg Herz Stiftung getragen wurde (72). Ziel der Begründer und Entwickler dieses Programmes war es, langfristig schwere Pflegebedürftigkeit zu verhindern oder, wenn möglich, zeitlich zu verzögern. Zudem stellten sie sich das Ziel, mit Hilfe des Programmes die Neuentstehung von Krankheiten und Behinderungen in höherem Lebensalter zu vermeiden. Zu diesem Zweck wurde ein preiswertes Beratungsangebot unter Einbeziehung bereits vorhandener lokaler Altenhilfestrukturen und etablierter Berufsgruppen eines geriatrischen Teams erarbeitet. Darin unterrichteten Fachspezialisten eines interdisziplinären geriatrischen Teams Kleingruppen zu speziellen Themen wie: medizinische Grundlagen des Alterns, soziale Vorsorge, kognitive Aktivität, körperliche Aktivität und gesunde Ernährung. Im Anschluss gaben sie auch in Kleingruppen einzelne individuelle Beratungen ab. Sie erarbeiteten für jeden Teilnehmer einen Aktivitäten- und Ernährungsbrief mit Anleitungen zu gesunder Ernährung und qualitativ hochwertiger körperlicher Bewegung. Diese Empfehlungen sollten von den Teilnehmern in ihren Alltag integriert werden. Bei der Erstellung der Empfehlungen wurden sowohl körperliche Einschränkungen der Teilnehmer als auch individuelle Präferenzen bezüglich der Ernährung berücksichtigt. Die Empfehlungen enthielten auch Adressen von Sportvereinen in Wohnortnähe der Senioren (23). Insgesamt sollten damit sowohl die Mobilität als auch die psychische Stabilität sowie die kognitive Aktivität der Teilnehmer erhalten und gefördert werden. Die Prinzipien der Gesundheitsförderung wie der multidimensionale Ansatz (die medizinische Versorgung, Ernährungsberatung, Trainingsangebote zur Förderung körperlicher Aktivität und Angeboten zu sozialer Teilhabe), der interdisziplinäre Ansatz (die Beratung durch ein interdisziplinär geriatrisches Expertenteam), der verhaltensorientierte Ansatz (mit der Arbeit in Kleingruppen) und dem verhältnisorientierten Ansatz (durch die Nutzung bereits vorhandener Organisationen für Senioren) sollten den Erfolg der Studie garantieren. Für die Studie „Aktive Gesundheitsförderung im Alter" wurden in Hamburg 2.580 gesunde Senioren über die Hausarztpraxen rekrutiert (23). Die Einschlusskriterien waren, dass die Senioren ein Mindestalter von 60 Jahren aufwiesen, im eigenen Haushalt selbständig lebten und über keine Pflegestufe verfügten. Zu den Ausschlusskriterien zählten die Demenz, die Abhängigkeit in den ADL und sprachliche Einschränkungen. Die Pilotphase dieser Hamburger Studie begann im Februar 2000 mit einer multidimensionalen Datenerfassung mit Hilfe eines Baseline-Fragebogens. Von 804 Personen, die den Fragebogen ausgefüllt hatten, haben 580 Personen ihre Teilnahme an dem Projekt bekundet. Letztlich betrug der Stichprobenumfang der an dem Projekt teilnehmenden Personen 503. Das durchschnittliche Alter betrug 70 Jahre und die Teilnehmer bestanden zu 60 Prozent aus weiblichen Personen. Die Durchführung der Studie erfolgte am Albertinen-Haus Hamburg, dem Zentrum für Geriatrie und Gerontologie, einer wissenschaftlichen Einrichtung an der Universität Hamburg im Jahr 2001.

Die Studie war randomisiert und kontrolliert. Bereits nach sechs Monaten ist eine erste Evaluation der an dieser Studie teilnehmenden Senioren der Interventionsgruppe vorgenommen worden (23, 72). Durchgeführt wurde die Evaluation in standardisierten Interviews, die von Gesundheitsexperten begleitet wurden. Eine nachhaltige Umsetzung der Ernährungsempfehlungen in ihrem Alltag gelang bei 85,5% der Senioren. Die körperliche Aktivität zu steigern, ist nachhaltig von zwei von drei Teilnehmern erzielt worden(67,4%) (23). Dabei nahmen die Senioren erfolgreich an den Ausdauersportarten wie Nordic Walking, Balancetraining wie Tai-Chi oder Krafttraining an Geräten teil (18). Jeder vierte der teilnehmenden Senioren nahm das Angebot einer sozialen Einzelberatung zum Thema der Altersvorsorge wahr(25,4%) (23). Beraten wurden die Teilnehmer vor allem zu den Regularien der Patientenverfügung oder Vorsorgevollmacht, aber auch Themen wie die Gestaltung des Ruhestandes und die Nutzung von sozialen Angeboten wurden erörtert. Insgesamt war es je zwei von drei teilnehmenden Senioren gelungen, die Kombination aus zwei unterschiedlichen Bereichen nachhaltig in ihren Alltag zu integrieren(63%). Das deutet auf einen positiven Effekt des multidimensionalen Konzeptes hin. Zwölf Monate nach Beginn der Studie ist erneut eine Evaluation durchgeführt worden (23, 72). Hierbei wurden Daten der Interventions- und Kontrollgruppe erfasst und miteinander verglichen. Soziodemografische Daten wie Alter, Geschlecht, Bildung und Beruf wurden vermerkt. Des Weiteren sind die Parameter der Vitalfunktionen wie Blutdruck- oder Cholesterinwerte, aber auch Informationen zu Vorerkrankungen, Medikation, medizinischer Vorsorge (z.B. das Impfverhalten), Gesundheitsverhalten (z.B. die körperliche Aktivität und Ernährung) mit berücksichtigt worden. Auch der funktionelle Status (ADL, IADL und Sturzgefahr), das Auftreten von Schmerzen und Krankheiten wie z.B. Depressionen sind in die Auswertung mit einbezogen worden. Zur Beurteilung der sozialen Kompetenz sind Parameter wie z.B. die Ausübung eines Ehrenamtes erfasst worden. Positive Ergebnisse waren in der Interventionsgruppe in fast allen Bereichen ersichtlich. Die signifikanten Ergebnisse ($p<0,05$) waren in der Gruppe der Senioren, welche individuell in den Kleingruppen beraten worden waren, in der Interventionsgruppe zu verzeichnen. Das Ernährungsverhalten in der Interventionsgruppe war auch nach zwölf Monaten noch gesünder (gekennzeichnet durch einen höheren Obst- und Gemüsekonsum) als in der Kontrollgruppe. Die regelmäßigen körperlichen Aktivitäten waren in der Interventionsgruppe höher und das Auftreten von Stürzen geringer im Vergleich zu der Kontrollgruppe. Auch bei den Beratungsangeboten über den geriatrischen Qualitätszirkel an behandelnde Hausärzte traten signifikante Effekte ($p<0{,}05$) in den Bereichen Impfstatus und Hörkontrollen auf. In der Interventionsgruppe sind mehr Grippeschutzimpfungen und Hörkontrollen durchgeführt worden (23, 72).

Durch diese Studie sind sowohl die geistige als auch die körperliche und soziale Kompetenz der Teilnehmer entscheidend verbessert worden. Die Arbeit in den Kleingruppen erhöhte dabei die Motivation und Flexibilität durch interaktive Effekte (23).

Insgesamt ist die Studie durch ihre nachhaltige Wirksamkeit gekennzeichnet. Das zeigten die Erfolge in der Fortbildung von Hausärzten und Angestellten in den Hausarztpraxen sowie die Verhaltensänderung der Teilnehmer durch eine verbesserte Adhärenz in der medizinischen Prävention, Ernährung, körperlichen Aktivität und sozialen Vorsorge in ihrem Alltag. Die kontrolliert randomisierte Studie selbst ist im Jahr 2003 beendet worden. Danach konnten alle Senioren, die interessiert waren, an diesem Präventionsprogramm teilnehmen. Dieses Angebot nutzten über 2.000 Senioren aus der Region Hamburg. Eine Fortbildung geriatrischer Teams erfolgte bundesweit. Die so geschulten Teams können danach selbständig Beratungsveranstaltungen „Aktive Gesundheitsförderung im Alter“ anbieten. Die Fortbildungen geriatrischer Teams zu Gesundheitsberater-Expertenteams erfolgen an der Albertinen-Akademie in Hamburg seit dem Jahr 2005 (23, 72).

Im Jahr 2005 wurde das Programm „Aktive Gesundheitsförderung im Alter“ mit dem ersten Preis des Deutschen Präventionspreises ausgezeichnet (23).

Ein Forscherteam um Petra Jansen vom Institut für Sportwissenschaft und Katharina Dahmen-Zimmer vom Institut für Psychologie der Universität Regensburg ging 2011 in Zusammenarbeit mit dem Bayerischen Karatebund und einem Regensburger Facharzt für Allgemeinmedizin der Frage nach, ob durch Karate-Training eine Steigerung des körperlichen Wohlbefindens, der kognitiven Leistungsfähigkeit und des psychischen individuellen Wohlbefindens zu erzielen sei (57). Die zur Klärung dieser Fragestellung durchgeführte Studie umfasste 48 Senioren und Seniorinnen im Alter von 67 bis 93 Jahren. Diese waren teils selbständig, d.h. noch im eigenen Haushalt lebend und nicht pflegebedürftig als auch Bewohner eines Altenpflegeheimes in Regensburg. Das durchschnittliche Alter der Senioren betrug insgesamt 78,8 Jahre, in der Karategruppe 73 Jahre, wobei die Altersspanne in der Karategruppe zwischen 69 und 81 Jahren lag. Ausschlusskriterien waren die Symptome einer Demenz oder andere Erkrankungen mit kognitiven Einschränkungen wie z.B. Parkinson. Die Auswirkungen des Karate-Trainings sollten mit denen eines rein kognitiven und eines rein motorischen Trainings verglichen werden. Es wurden vier Versuchsgruppen gebildet, die jeweils aus zwölf Personen bestanden. Die erste Gruppe trainierte die motorischen Fähigkeiten, die zweite die kognitiven und in der dritten erfolgte ein Karate-Training nach den Regeln des Deutschen Karateverbandes. Die vierte Gruppe diente als Kontrollgruppe und blieb ohne Training. Die Trainingseinheiten erstreckten sich über jeweils 60 Minuten. Die insgesamt zwanzig durchgeführten Trainingseinheiten fanden in einem Zeitraum von drei bis sechs Monaten statt. Die kognitive Leistungsstärke und emotionale Befindlichkeit wurden jeweils vor und nach dem Training gemessen. Als Ergebnis waren in allen Trainingsgruppen Verbesserungen der kognitiven Leistungsfähigkeit zu verzeichnen. Insbesondere eine Erhöhung der visuellen Merkfähigkeit wurde am deutlichsten in der Karatetrainingsgruppe beobachtet. Der Nachweis hierfür konnte allerdings nur tendenziell erbracht werden, da der Studienumfang mit 48 Teilnehmern sehr gering war. Das Forscherteam begründete die positiven Effekte des Karatetrainings damit, dass es erfordere, komplizierte Bewegungsabläufe im Gedächtnis zu speichern. Außerdem beobachteten die Forscher bei den Teilnehmern der Karategruppe nach dem Training weniger depressive Verstimmungen als vor dem Training.

Zusammenfassend kann festgehalten werden, dass durch eine gleichzeitige motorische und kognitive Aktivierung des Körpers bei einem Karatetraining konditionelle, koordinative und kognitive Fähigkeiten gefördert und verbessert werden können. Als Nebeneffekt löst es bei den Trainierenden sowohl physisches als auch psychisches Wohlbefinden aus und trägt zu einer Entspannung bei (57).

Durch die Aktivierungsprogramme und Studien konnte belegt werden, dass ein körperliches und kognitives Training in höherem Lebensalter essentiell für die Erhaltung und Förderung der Selbständigkeit ist. Die größte Effektivität zeigten hierbei die Programme, bei denen die körperlichen und kognitiven Trainingsinhalte kombiniert wurden. Demnach kommt diesen die größte Bedeutung zur Mobilisierung von Senioren in Pflegeeinrichtungen zu.

Einfluss einer Lerntherapie bei Alzheimer-Patienten auf die Verbesserung der kognitiven Fähigkeiten und der Lebensqualität

Professor Dr. Ryuta Kawashima vom Smart Ageing International Research Center der Tohoku University in Sendai in Japan führte 2012 in einer Studie den Nachweis, dass eine von ihm selbst entwickelte Lerntherapie bei Alzheimer-Patienten effektive Ergebnisse in der Verbesserung kognitiver Leistungsfähigkeit erzielt (77). Bei der Alzheimer-Demenz handelt es sich um eine schleichende, aber kontinuierlich fortschreitende Erkrankung. Die vaskuläre Demenz ist eine Form der Demenz, die in höherem Lebensalter vorkommt. Sie ist gekennzeichnet durch ihr plötzliches Auftreten. Schlaganfälle in Kombination mit Sehstörungen oder Lähmungen sind charakteristische Begleitsymptome. Die Ursachen bilden Verkalkungen der Gefäße des Gehirns und kleine Schlaganfälle (46). Die erarbeitete Lerntherapie diente als Intervention für Patienten mit einer Alzheimer-Demenz. Durch den Einsatz von Arithmetik und lautem Lesen sollte das Arbeitsgedächtnis trainiert werden. Selbst beim Nachlassen der Funktionsfähigkeit des Arbeitsgedächtnisses mit zunehmendem Alter kann laut Kawashima ein intensives adaptives Training zu einer Verbesserung der Fähigkeiten zur schnellen Auffassung und zum abstrakten Denken beitragen. In der randomisierten und kontrollierten Studie bestand die Intervention für alle Patienten aus einer Kombination von Arithmetik und Geschichten erzählen. Dabei wurden die Trainingsprogramme vor ihrem Einsatz individualisiert und den persönlichen kognitiven Bedürfnissen der Patienten angepasst. Die Interventionen fanden zwei- bis sechsmal in der Woche statt und erstreckten sich über einen Zeitraum von jeweils 15 bis 20 Minuten (62). Den Pilotversuch starteten die Wissenschaftler mit japanischen Alzheimer-Patienten über einen Zeitraum von sechs Monaten, dessen Ergebnisse 2005 veröffentlicht worden sind (61, 62). Das durchschnittliche Alter der Studienteilnehmer betrug 80 Jahre. Diese waren Bewohner einer Senioreneinrichtung. Die Interventionsgruppe bestand aus 16 Teilnehmern. Als Ergebnis hatte sich der MMSE-Score der Interventionsgruppe von 19,9 vor der Studie auf 20 Punkte am Ende der Studie verändert. Die Kontrollgruppe setzte sich ebenfalls aus 16 Teilnehmern zusammen und zeigte als Ergebnis eine Verringerung des MMSE-Score von 19,6 zu Beginn der Studie auf 17,9 nach Ablauf der sechs Monate. Zusätzlich wurde der FAB-Score bestimmt, der die Funktionen des Gehirnfrontallappens bewerten kann. Die gemessenen Werte stiegen in der Trainingsgruppe von 7 vor der Intervention auf 8,5 nach Abschluss der Intervention. In der Kontrollgruppe sanken sie von 6,8 zu Beginn der Studie auf 6,2 nach Abschluss der Studie. Noch sechs Monate nach dem Trainingsende war eine Verbesserung des FAB-Score in der Interventionsgruppe deutlich ersichtlich. Hingegen zeigte der FAB-Score in der Kontrollgruppe leicht absinkende Werte. Die Unterschiede in den Scores zwischen Interventions- und Kontrollgruppe sechs Monate nach Trainingsende waren signifikant (60, 61, 62).

Eine weitere japanische randomisierte Kontrollstudie (einfach verblindet) von 2012, die sich ebenfalls über einen Interventionszeitraum von sechs Monaten erstreckte, bestätigte denselben positiven Effekt wie die zuvor genannte Studie (60). Probanden waren hier ebenfalls die an einer Alzheimer-Demenz erkrankten Personen. Das Mindestalter der Patienten betrug 70 Jahre. Die Interventions- und die Kontrollgruppe bestanden aus jeweils 62 Personen. Der FAB-

Score der Patienten der Interventionsgruppe stieg von dem Test vor Trainingsbeginn im Vergleich zu dem Test nach dem Trainingsprogramm an. Der MMSE-Score in der Interventionsgruppe ergab vor und nach dem Trainingsprogramm fast unveränderte Werte. In der Kontrollgruppe kam es innerhalb der sechs Monate zu einer deutlichen Verringerung des MMSE-Score. Der FAB-Score in der Kontrollgruppe blieb hingegen nahezu unverändert. Hervorzuheben ist ebenfalls, dass neben den quantitativ erfassbaren neuropsychologischen Ergebnissen die Patienten einen Transfereffekt erlebten, der sich in einem positiven Effekt auf zuvor nicht trainierte kognitive Funktionen darstellte (60).

Zusammenfassend kann herausgestellt werden, dass in den Studien von dem Pflegepersonal der Seniorenheime, in denen die Lerntherapie durchgeführt worden ist, von positiverer Stimmung unter den Patienten berichtet wurde. Zum einen wirkte sich die Erfahrung, auch im Alter und mit einer Demenz noch die Kapazität zu besitzen, neues Wissen aufzunehmen, positiv auf die Gemütslage der Studienteilnehmer aus. Zum anderen fiel dem Pflegepersonal auf, dass die Lernteilnehmer nach Abschluss der Studie in der Lage waren, ausführlichere Unterhaltungen als vor dem Training zu führen, und ein größeres Verständnis für bestimmte Sachverhalte zeigten. Ebenso hatte sich die Rechengeschwindigkeit der Studienteilnehmer verbessert (60, 62).

12. Der Effekt von Musik auf die Lebensqualität und Depressionen bei Pflegeheimbewohnern mit Demenz

In einer randomisierten Studie von 2010 ist unter der Leitung von M. Cooke, W. Moyle, D. Shum, S. Harrison und J. Murfield untersucht worden, wie sich der Effekt von Live-Musik auf die Lebensqualität von Pflegeheimbewohnern, die unter einer Demenz leiden, auswirkt (20). Dabei wurde eine Verbesserung der depressiven Symptomatik beobachtet. Zwei Musiker besuchten dreimal in der Woche für jeweils vierzig Minuten zwei Pflegeheime. Die Musikintervention bestand aus dreißig Minuten Live-Musik mit anschließender Instrumentalmusik über einen Zeitraum von zehn Minuten. Die Live-Musik sollte die Bewohner dazu motivieren, mitzusingen. In der Vergleichsgruppe wurden Texte verlesen, beispielsweise aus Zeitungen. Dabei wurden die Bewohner interaktiv angeregt und beteiligt. Der Interventionszeitraum betrug acht Wochen. Nach einer fünfwöchigen Auswaschphase und anschließendem Wechsel der Crossover-Gruppe erfolgte ein weiterer achtwöchiger Beobachtungszeitraum. Die Probandenanzahl betrug insgesamt 47 Personen. Diese verteilten sich je zur Hälfte auf die Interventions- und Vergleichsgruppe. Nach dem Crossover Design wechselten sie die Gruppe nach der Auswaschphase. Einschlusskriterien in diese Studie waren Pflegeheimbewohner, bei denen eine Demenz diagnostiziert worden war, die einen MMSE-Wert größer als 11 oder einen DSM-Wert von 4 aufwiesen (20). Das DSM bezeichnet ein Klassifikationssystem in der Psychiatrie, welches ursprünglich ein nationales Klassifikationssystem der USA darstellt. Das DSM von 4 bezeichnet als vierte von sechzehn Kategorien als Diagnose affektive Störungen (40). Außerdem waren bei diesen Bewohnern die Begleitsymptome wie Aggressivität oder Agitiertheit in der Pflegedokumentation verzeichnet. Als Ergebnis war ein signifikanter Unterschied beider Gruppen erkennbar. In der Gruppe, welche zuerst die Musikintervention erhielt und erst im Anschluss die Leseintervention, ist ein sinkendes Zugehörigkeitsgefühl der Bewohner beobachtet worden. Demgegenüber wurde bei einem Wechsel der Reihenfolge beider Interventionen ein steigendes Zugehörigkeitsgefühl beobachtet. Im Einzelnen war bei den Teilnehmern, die sich zu mindestens 50

Prozent aktiv an einer Musikintervention beteiligten, ein signifikanter Anstieg ihres Selbstvertrauens zu verzeichnen. Dieser positive Effekt erstreckte sich ebenso über die Post-Interventionsphase. Ferner sank bei den Teilnehmern, die zuvor unter einer Depression litten, durch den Einsatz der Musikintervention der Depressionswert. Insgesamt konnte konstatiert werden, dass durch die Musik- und Leseinterventionen die Lebensqualität der Pflegeheimbewohner, die an Depression und Demenz litten, entscheidend verbessert werden konnte. Die Parameter, an denen dieses deutlich wurde, waren das Selbstvertrauen, Zugehörigkeitsgefühl und in Bezug auf die Depression der Depressionswert. Die relativ kleine Stichprobe erwies sich nach Kalkulation der Power dennoch als aussagekräftig. Die Auswaschphase ist als adäquat beschrieben worden. Allerdings fehlte in dieser Studie eine Kontrollgruppe (20).

In einer weiteren 2013 durchgeführten Studie wurde von M. Sakamoto, H. Ando und A. Tsutou ebenfalls der These nachgegangen, ob Musik einen positiven Effekt auf ältere Menschen mit Demenz ausübt und dabei speziell untersucht, ob eine interaktive Musikintervention einen stärkeren Effekt als eine passive Musikintervention hinterlässt (96). Hierbei handelte es sich um eine randomisierte, kontrollierte Studie, die aus drei Gruppen: die der interaktiven Musikintervention, der passiven Musikintervention und der Kontrollgruppe bestand. Die Intervention erstreckte sich über einen Zeitraum von zehn Wochen. Die angewandten Maßnahmen waren jeweils 30 Minuten lang und kamen einmal in der Woche zum Einsatz. Die interaktiven Musikinterventionen fanden unter der Leitung von Ergotherapeuten, Musiktherapeuten oder speziell trainierten Pflegekräften statt. Dazu wurde Musik aus einem CD-Player gespielt. Die Interaktion bestand aus Singen, Tanzen, Klatschen und anderen Aktivitäten. Bei der passiven Intervention ertönte nur Musik aus einem CD-Player. Einschlusskriterien in diese Studie waren Personen, die ein Mindestalter von 65 Jahren aufwiesen, unter einer Alzheimer-Demenz nach dem „Diagnostischen und statistischen Leitfaden psychischer Störungen“ (DSM), insbesondere einer schweren Form, litten. Aus der Studie ausgeschlossen wurden Personen mit einem Gehörschaden, die unter Erkrankungen des Herzens, Bluthochdruck oder Diabetes litten. Ebenso wurden Personen, die bisher keine Erfahrungen im Spielen von Musikinstrumenten hatten, nicht in diese Studie eingeschlossen. Beteiligt waren vier verschiedene Pflegeeinrichtungen und ein spezielles Demenz-Krankenhaus. Die Interventionsgruppen (jeweils interaktiv und passiv) und die Kontrollgruppe bestanden aus je dreizehn Personen. Bei den Kurzzeiteffekten wurde deutlich, dass signifikante positive Effekte in Bezug auf das emotionale Wohlbefinden in beiden Interventionsgruppen im Vergleich zur Kontrollgruppe auftraten. In der interaktiven Musikgruppe zeigten die Aktivitäten des parasympathischen Nervensystems eine signifikante Erhöhung. Die Aktivitäten des parasympathischen Nervensystems der Passivgruppe hingegen waren nicht signifikant erhöht. Des Weiteren verbesserte sich das emotionale Wohlbefinden in der Passivgruppe im Unterschied zur Kontrollgruppe nach der Intervention signifikant. Die Probanden der interaktiven Gruppe zeigten die größte Verbesserung der emotionalen Befindlichkeit aller drei Gruppen. Bei den BPSD Scores waren die Effekte von zwei Items reduziert: affektive Störungen, Ängste und Phobien in der Passivgruppe. In der interaktiven Gruppe waren hingegen fünf Items reduziert (zusätzlich zu den beiden oben genannten: paranoide und wahnhafte Gedanken, Aggressivität und Aktivitätsunruhen). In der Kontrollgruppe zeigte sich eine Erhöhung von Aktivitätsunruhen und affektiven Unruhen (96). Unter den BPSD versteht man Verhaltensstörungen und psychische Störungen, die im Rahmen einer Demenz auftreten können. Verhaltensstörungen, die am häufigsten auftreten können, sind: körperliche Aggressivität, Agitation, zielloses Umherlaufen, Schreien, Ruhelosigkeit und eine Tag/Nacht-Umkehr. Die psychischen Symptome, die am häufigsten auftreten, sind: Depressionen, Angst, Halluzinationen und Wahnvorstellungen (83).

Die Langzeiteffekte wurden drei Wochen nach der Intervention gemessen. Zu ihrer Darstellung wurden außerdem Vergleiche der Baseline-Erhebung mit Erhebungen nach zehn Interventionseinheiten herangezogen. Drei Wochen nach der Intervention wurde eine signifikante Zunahme der BPSD sowohl in der passiven als auch in der interaktiven Gruppe beobachtet. Dagegen waren in der Kontrollgruppe keine Veränderungen in den BPSD erkennbar. Die Forscher kamen abschließend zu dem Ergebnis, dass eine Reduktion von Stress durch Behandlungen mit individualisierter Musik bei den Teilnehmern mit schwerer Demenz nur dann nachhaltige Wirksamkeit zeigt, wenn sie in regelmäßigen Abständen erfolgt (96).

Trotz der positiven Effekte in Bezug auf die Verbesserung der emotionalen Befindlichkeit ist anzumerken, dass der Studienumfang von dreizehn Teilnehmern pro Gruppe doch sehr gering war, um damit valide Aussagen treffen zu können. Umfangreichere Studien wären hierzu notwendig.

13. Diskussion der Ergebnisse

Die Analyse der Psychopharmaka-Verordnungen an AOK-Versicherten, die ca. 30% der GKV-Versicherten in Deutschland umfassen, belegte, dass insgesamt mehr weibliche als männliche Versicherte Psychopharmaka erhalten haben. Dabei ist der Fakt zu berücksichtigen, dass es laut Angabe des WIdO in den untersuchten Altersklassen in der Grundgesamtheit mehr weibliche als männliche Versicherte gibt. Die Vermutung, mehr pflegebedürftige Versicherte in Pflegeeinrichtungen würden mit Psychopharmaka behandelt als die im eigenen Haushalt lebenden, hat sich anhand der Daten nicht bestätigt. Allerdings ist dabei anzumerken, dass für das Jahr 2010 keine Daten hierzu vorliegen. Das verdeutlicht, dass das Thema der Pflege erst ab dem Jahr 2011 von Politik und Krankenkassen thematisiert und gesondert bearbeitet wurde. Ab dem Jahr 2012 trat zudem das Pflege-Neuausrichtungsgesetz in Kraft. Aber auch im Jahr 2014 weisen die Daten zur Heimzugehörigkeit deutliche Lücken auf. Interessanterweise bekamen die meisten Patienten der Pflegestufe 0 gegenüber den anderen Pflegestufen (insgesamt über den Zeitraum von 2010 bis einschließlich 2014) Psychopharmaka verordnet. Die Vermutung, mit steigender Pflegestufe würden mehr Psychopharmaka verordnet, hat sich damit nicht bestätigt. Besonders hohe Verordnungszahlen wurden insgesamt sowohl für die weiblichen als auch für die männlichen Versicherten in den Altersklassen von 75 bis 80 Jahren gefunden. Dabei ist zu berücksichtigen, dass die Besetzung in den einzelnen Altersklassen sehr unterschiedlich ist. Es ist davon auszugehen, dass es beispielsweise mehr Versicherte in den Altersklassen von 65 bis 80 Jahren, als von 80 bis 95 Jahren gibt. In der Verordnung der Psycholeptika der vergangenen sechs Jahre war ein Abwärtstrend zu verzeichnen. Der Grund hierfür könnte in der begrenzten Erstattungsfähigkeit der Hypnotika durch die GKV liegen (vier Wochen laut Arzneimittelrichtlinie-Anlage III, Fassung vom 13.08.2016). Demzufolge kann ein Ausweichen auf Privatverordnungen stattgefunden haben, das durch die Kassen nicht erfassbar ist. Zu den Psycholeptika zählen insbesondere die Benzodiazepin-Derivate, welche 2010 bis einschließlich 2015 den meisten weiblichen Versicherten in der Altersklasse von 75 bis 80 Jahren und männlichen von 70 bis 75 Jahren verordnet wurden. Die Psychoanaleptika, zu denen auch die Antidepressiva zählen, bekamen die meisten männlich/weiblich Versicherten in der Altersklasse von 75 bis 80 Jahren verordnet. Mit Antidepressiva sind die meisten 75 bis 80-jährigen weiblichen und 70 bis 75-jährigen männlichen Patienten behandelt worden.

Umstritten ist und bleibt der Einsatz von Benzodiazepinen bei älteren Menschen zur Behandlung von Schlafstörungen oder Angstzuständen. Ein rund fünfzig Prozent erhöhtes Risiko, an einer Alzheimer-Demenz zu erkranken wurde bei einer Einnahme von Benzodiazepinen über einen Zeitraum, der länger als drei Monate anhielt, belegt. Allerdings konnte nicht sicher festgestellt werden, dass die Probanden sich nicht bereits in einem Frühstadium der Alzheimer-Demenz befanden, welches als solches noch nicht diagnostiziert worden war. Das Risiko, an einer Alzheimer-Demenz zu erkranken, stieg aber deutlich mit einem längeren Einnahmezeitraum.

Der Einsatz von Benzodiazepinen ist bei älteren Menschen immer kritisch zu beurteilen, da die Eliminationsgeschwindigkeit der Wirkstoffe biliär im älteren Organismus verzögert ist. Deshalb kann es noch schneller zur Akkumulation des Wirkstoffes und länger anhaltenden Wirkungen als gewünscht kommen. Besonders erwähnenswert ist die Gefahr der Sturzanfälligkeit unter Benzodiazepin-Gabe durch die Muskelrelaxation. Ebenso können Schwindelgefühle, Benommenheit oder eine Reduktion psychomotorischer Fähigkeiten unerwünschte Arzneimittelwirkungen sein, die eine erhöhte Sturzanfälligkeit begünstigen. Dennoch werden immer noch zu viele Benzodiazepine insbesondere in den Altersklassen von 70 bis 80 Jahren verordnet, wie anhand der Daten der AOK-Versicherten belegt werden konnte. Die Empfehlung, dass Benzodiazepine und Benzodiazepin-ähnliche Substanzen (wie Zolpidem und Zopiclon) nur über einen Zeitraum von maximal vier Wochen verordnet werden sollten, ist demnach noch immer nicht umgesetzt.

Eine nichtmedikamentöse Therapieoption zur Behandlung von Depressionen stellt die kognitive Verhaltenstherapie dar. In einer Placebo-kontrollierten Studie, in die 240 Patienten eingeschlossen worden waren, erhielten Patienten über einen Zeitraum von 16 Wochen (geforderter Interventionszeitraum des IQWIG) den SSRI Paroxetin, ein Placebo oder kognitive Verhaltenstherapie. Gab es nach der achtwöchigen medikamentösen Behandlung keine Besserung, erhielten sie zusätzlich Lithium oder das tricyclische Antidepressivum Desipramin. Die Verhaltenstherapie war am Ende der Intervention ebenso erfolgreich wie die medikamentöse Therapie, wenn es sich dabei um Depressionen ohne Angststörungen handelte. Bei der Begleiterkrankung Angststörung zeigte die Verhaltenstherapie eine geringere Wirksamkeit. Die Rückfallrate war bei den Patienten, die eine Verhaltenstherapie erhalten hatten, sogar niedriger, weil sie effektiv gelernt hatten, mit ihren Problemen und Gedankenketten umzugehen. Außerdem zeigte diese mehr Nachhaltigkeit über das Behandlungsende hinaus gegenüber der medikamentösen Therapie. Diese Studie mit geeigneter Patientenanzahl und Interventionszeitraum gibt einen guten Hinweis auf eine erfolgreiche Behandlung einer Depression ohne Angststörung mit Hilfe einer kognitiven Verhaltenstherapie.

In vielen Studien konnte belegt werden, dass der Einfluss von körperlichem Training sich positiv auf kognitive Fähigkeiten auswirkt. Für den vollstationären Bereich der Langzeitpflege wurde ein Programm (Sim A-P) entwickelt, das das Training von körperlichen und kognitiven Fähigkeiten kombinierte. Darin wurde u.a. ersichtlich, dass das Sturzrisiko und die -häufigkeit durch eine Verbesserung der kognitiven Fähigkeiten wie Wachheit und Aufmerksamkeit, aber auch der Psychomotorik deutlich gesenkt werden konnte. Außerdem verbesserte sich die psychische Zufriedenheit der Studienteilnehmer, was sich wiederum positiv auf den Stationsalltag und das Pflegepersonal auswirkte. Begrenzende Faktoren der Aktivierbarkeit zeigten sich in der fortgeschrittenen fehlenden Selbständigkeit und Multimorbidität.

Auch im ambulanten Bereich waren positive Erfolge erkennbar. Allerdings ist anzumerken, dass insgesamt nur sehr wenige Studien der vom IQWIG geforderten Interventionsdauer von mindestens 16 Wochen nachkamen. Positiv zu nennen (im Hinblick auf die Interventionsdauer) ist hierbei wiederum das Sim A-P Programm. Eine Ausbreitung und Implementierung dieses Programmes in eine Vielzahl von stationären Einrichtungen der Langzeitpflege wäre daher wünschenswert. Es ist so konzipiert worden, dass es nach Schulung des Pflegepersonals von diesem auch selbständig durchgeführt werden kann. Eine Steigerung der Arbeitszufriedenheit des Pflegepersonals, wie schon bei der Durchführung der Studie beobachtet worden war, wäre dabei ein guter Motivator. Inwieweit sich dieses rehabilitative Aktivierungsprogramm in die fest eingefahrenen Alltagsstrukturen in der Langzeitpflege einbinden lässt, müsste durch längerfristige Modellversuche überprüft werden.

Abbildung 8: Nichtmedikamentöse und medikamentöse Methoden zur Behandlung von Alzheimer-Demenz

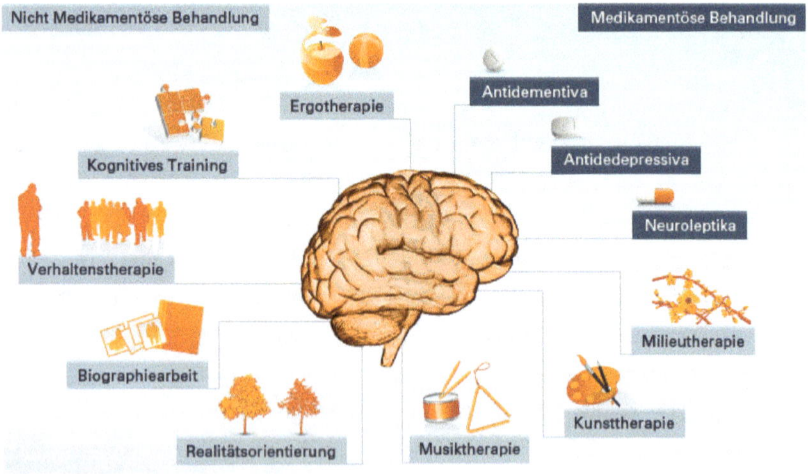

Im Auftrag der Deutschen Agentur für Health Technology Assessment beim DIMDI hat ein Arbeitskreis für wissenschaftsbasierte Gesundheitsversorgung einen HTA-Bericht zu dem Thema „Kognitives Training bei Demenzen und andere Störungen mit kognitiven Defiziten“ 2005 erstellt (46).

Neben altersbedingter vaskulärer und Alzheimer-Demenz können die kognitiven Fähigkeiten auch aufgrund von Schädelverletzungen, schizophrenen und anderen Psychosen sowie Depressionen eingeschränkt sein. Die Demenz tritt ferner sowohl bei hirnorganischen Schäden (akuter oder chronischer Art) als auch bei vorhandenem Delirium auf. Neben der Verbesserung der kognitiven Fähigkeiten, dem Wissenszuwachs und Strategien zu dessen Aufnahme soll durch kognitive Trainingsmethoden die Alltagskompetenz erhöht werden. Während kognitive Verhaltenstherapien bei Angststörungen, Neurosen oder Schädel-Hirnverletzungen wirksam sind, finden die kognitiven Trainingsmethoden bei Demenzen ihre Anwendung. Sie enthalten Übungen zur Aufrechterhaltung und Förderung der Gedächtnisfunktionen, der Orientierungsfähigkeit und anderen kognitiven Befähigungen des täglichen Lebens.

Nach umfangreicher Literaturrecherche medizinischer Literaturdatenbanken wurden für den HTA-Bericht 110 Arbeiten identifiziert, von denen 102 in die Auswertung einflossen. Dabei wurden sie noch einmal minimiert um Studien mit extrem kleinen Fallzahlen, Einzelfallstudien, pharmakologischen Studien, Studien mit sozialen Schwerpunkten oder kognitiven Verhaltenstherapien und ökonomische Studien, die keine Therapie mit kognitivem Training beinhalteten. Für die Literatursynthese standen danach 33 Arbeiten zur Verfügung. Bei der Auswertung fiel auf, dass die meisten gerontologischen Interventionsstudien in dem Bereich intellektueller Leistungssteigerung publiziert worden sind, was auch international dem Trend folgt. Dabei ist allerdings bemängelt worden, dass die Alltagsrelevanz in diese Studien oft nicht ausreichend einbezogen wurde. Außerdem wurde durch Auswertung dieser Arbeiten unter anderem deutlich, dass die Vielzahl der verfügbaren Programme zu Gehirnjogging und Gedächtnistraining nicht ausreichend evaluiert worden sind und ihre Vermarktung durchaus kritisch zu hinterfragen ist. Im Gesamtergebnis zeigte sich, dass die randomisierten kontrollierten Studien in den Interventionszeiträumen und der Art der Anwendungen zu große Unterschiede aufwiesen, um sie miteinander vergleichen zu können. Ebenso waren zur Erfolgskontrolle unterschiedliche Verfahren und Methoden eingesetzt worden. Diese waren z.B. dieselben, die im Training verwendet worden sind. Aber auch die MMSE-Skalen bei Demenz oder PANSS bei schizophrenen Erkrankungen kamen zum Einsatz (46). Bei den PANSS handelt es sich um eine Skala zur Erfassung der Negativ- und Positivsymptomatik z.B. einer Schizophrenie-Erkrankung. Die Unterteilung erfolgt in 30 Items. Davon sind jeweils sieben der Positiv- und Negativsymptomatik zugeordnet, die verbleibenden sechzehn der allgemeinen Psychopathologie. Die Skala reicht von mindestens zwanzig bis höchstens 210 Punkte. Jedem Item ist ein Wert von eins (für „fehlt") bis hin zu sieben („extrem schwer") zugeordnet (121). Parameter wie Stimmung und Sozialverhalten wurden teilweise erfasst, die keine unmittelbare Antwort auf die gestellte Fragestellung gaben. Letztlich wurde in der Untersuchung der Arbeiten und Studien aber klar, dass die kognitiven Trainingsformen sowohl bei frühen Formen der Demenz als auch bei schwerer aufgetretener Demenz keine Wirksamkeit zeigten, obwohl sie auf den jeweiligen Schweregrad der Erkrankung angepasst worden waren. Hingegen zeigte das Training, welches auch mit gesunden älteren Probanden durchgeführt worden ist, dass speziell durch ein kognitives Training die Leistungsfähigkeit und geistige Flexibilität erhalten werden konnte. Bei einem vorhandenen organischen Schaden konnten ebenso keine neuen Fähigkeiten durch das Training erworben werden. Die Patienten, die unter schizophrenen Erkrankungen litten, konnten mittels Coaching-getragenem Training sowie Methoden, die Alltagssituationen gleich kamen, Situationen nachahmten und Lösungen anboten, positiv erreicht werden. Die positiven Ergebnisse des kognitiven Trainings bei schon vorhandenen Demenzen waren eher zufällig und sprechen nicht für eine Empfehlung der durchgeführten Methoden. Allerdings ist anzumerken, dass durch die fehlende Vergleichbarkeit der Studien eine abschließende Beurteilung noch nicht dazu gefunden werden konnte. Die zufällig erzielten einzelnen Erfolge lassen auf eine Wirksamkeit hoffen. Das erfordert weiterhin Studien, auf deren Grundlage sich ein geeigneter Interventionszeitraum und eine gezielte Methode ermitteln lassen (46).

Den Ergebnissen des HTA-Berichtes gegenüber stehen die Beobachtungen bei der Durchführung einer Lerntherapie, die mit Hilfe von Alzheimer-Patienten getestet wurde. Diese soll speziell für Alzheimer-Patienten entwickelt worden sein. Durch die Trainingsinhalte konnte die kognitive Leistungsfähigkeit erhalten und teilweise gesteigert werden. Jedoch sind diese positiven Ergebnisse nicht über zu bewerten. Die Teilnehmeranzahl von maximal 62 pro Interventions- und Kontrollgruppe war zu gering, um valide Aussagen damit treffen zu können. Der Interventionszeitraum von sechs Monaten war ausreichend gewählt, doch wären umfassendere Studien zur Untermauerung der positiven Ergebnisse wünschenswert. Des Weiteren ist der Umstand zu berücksichtigen, dass es bei der Entwicklung und Veröffentlichung der anscheinend besonders herausragenden Ergebnisse solcher Programme zu einem Gedächtnistraining auch immer um kommerzielle Interessen geht. Die Verfasser des HTA-Berichtes forderten ebenfalls vergleichbare Methoden in der Art der Anwendung und Messung der Ergebnisse in den verschiedenen von ihnen betrachteten Studien.

Die Ergotherapie stellt ebenfalls eine nichtmedikamentöse Behandlungsmethode der Demenz dar, die nach den Leitlinien der Deutschen Gesellschaft für Psychiatrie, Psychotherapie und Nervenheilkunde und der Deutschen Gesellschaft für Neurologie anerkannt ist. Ein Voranschreiten der Demenzerkrankung soll durch diese Methode verzögert und eine hohe Lebensqualität im Alltag so lange wie möglich erhalten werden. Ein weiteres Ziel ist es, die kognitive Leistungsfähigkeit und Alltagskompetenz zu bewahren.

Ein im Auftrag des DIMDI erstellter HTA-Bericht, dem eine von März bis November 2012 laufende systematische strukturierte Literaturrecherche zu Grunde liegt, untersuchte die verfügbare Evidenz der Wirksamkeit der Ergotherapie bei Personen, die an mittlerer und schwerer Form der Demenz erkrankt waren (63). In diese Untersuchung flossen Daten aus 32 untersuchten Datenbanken, wie z.B. MEDLINE, EMBASE, Cochrane oder CINAHL ein. In die engere Wahl für die Auswertung kamen Studien, die mit Personen mit leichter und mittelschwerer Demenz durchgeführt worden sind. Dabei handelte es sich um sieben medizinische und zwei gesundheitsökonomische Studien. Fünf Studien mit an mittelschwerer und schwerer Demenz erkrankten

Personen, von denen vier medizinische und eine gesundheitsökonomisch war, kamen ebenso in die engere Wahl und Auswertung. In den Ergebnissen erbrachten elf der vierzehn untersuchten Studien positive Erfolge bezüglich der Verbesserung der Lebensqualität, des Verhaltens und der Stimmung von dementen Personen. Die kognitive Stimulation in Kleingruppentherapien erwies sich bei leichter und mittlerer Demenz als effektiv. Demgegenüber war bei schweren Formen und weit fortgeschrittener Demenz kaum noch eine Wirksamkeit zu erkennen. Im Einzelnen waren die Maßnahmen und Methoden wie Funktions- und Fertigkeitstraining, ein speziell strukturiertes aktivierungsorientiertes Konzept, Mehrkomponentenprogramme und die Beratung von Angehörigen wirkungsvoll. Die Verzögerung einer Heimeinweisung um 1 ½ Jahre aufgrund angewandter Ergotherapie konnte durch eine der untersuchten Studien belegt werden. Die Autoren des HTA-Berichtes kritisierten methodische Mängel und Heterogenität bezogen auf demografische Merkmale der Populationen, Designs der Studien und Art der Interventionen. Eine gezielte Analyse der Wirkung des Einsatzes der Ergotherapie bei mittlerer und schwerer Form der Demenz fehlte zumeist. In vier Reviews und einer Studie hingegen wurde gezielt das Thema des Einsatzes von Ergotherapie bei mittlerer und schwerer Form der Demenz erarbeitet. In den anderen Studien fehlte eine Aufgliederung nach den Stadien der Demenz oder sie enthielten Patientenpopulationen mit leichter und mittlerer Demenz.

Trotz der ausgewiesenen Kritikpunkte kamen die Autoren zu dem Ergebnis, dass eine Ergotherapie unter Einsatz von strukturierten und patientenzentrierten Verfahren und Interventionen selbst bei schweren Formen der Demenz noch eine nachweisliche Wirkung aufwies. Im Einzelnen zu nennen sind insbesondere eine erhöhte Lebensqualität und Alltagskompetenz. Nicht zu unterschätzen ist ebenfalls der gesundheitsökonomische Effekt der angewandten Ergotherapie gegenüber medikamentöser Behandlung, was drei gesundheitsökonomische Studien herausstellten. Für die Betroffenen bedeutet es, bei weniger Psychopharmaka-Einnahme weniger unerwünschte Arzneimittelwirkungen in Kauf nehmen zu müssen. Ebenso verringerte sich unter der Ergotherapie der Aufwand des Pflegepersonals. Die Verfasser des HTA-Berichtes empfehlen daher die Anwendung von Ergotherapie bei mittelschweren bis schweren Formen der Demenz als eine wirksame nichtmedikamentöse Behandlungsmethode (63).

In Form eines HTA-Berichtes erstellten G. Livingston, L. Kelly, E. Lewis-Holmes, G. Baio und andere 2014 eine Übersichtsarbeit zu nichtpharmakologischen Interventionen zur Reduktion von Agitation bei Demenzkranken in der Langzeitpflege (69). Die untersuchten Personen waren Pflegebedürftige mit einer demenziellen Erkrankung, die in vollstationären Langzeitpflegeeinrichtungen betreut worden sind. Zur Anwendung kamen folgende Interventionen: Gruppenaktivitäten, Musiktherapie nach definiertem Protokoll, sensorische Interventionen, personenzentrierte Kommunikation, Dementia Care Mapping, der Einfluss von Lichttherapie oder das Wohnen in kleinen Wohngruppen. Als weitere Therapieoptionen wurden die Aromatherapie sowie die demenzspezifischen Therapien eingesetzt. Ferner kam es in einigen Fällen zur Wohnraumanpassung. Auch die Tiertherapie ist als eine Therapieoption zur Reduktion von Agitation bei Demenzkranken in der Langzeitpflege in Studien getestet worden. Die Anzahl der Studienteilnehmer variierte je nach Intervention. In den Gruppenaktivitäten wurde ersichtlich, dass der Grad der Agitation deutlich gemindert werden konnte. Allerdings kam es gleichzeitig zu einem häufigeren Auftreten unerwünschter Symptome. Eine Musiktherapie, die nach einem definierten Protokoll durchgeführt worden ist, bewirkte eine spontane Reduktion des Agitationslevels. Es blieben aber nachhaltige positive Langzeiteffekte aus. Ebenso stellte sich eine Musiktherapie, die nicht nach einem definierten Protokoll durchgeführt worden ist, als unwirksam dar. Bei den Personen, die bereits schwere Agitationssymptome ausgebildet hatten, erwies sich die Musiktherapie ebenso als unwirksam. Die sensorischen Interventionen umfassten sowohl Massagen als auch den sogenannten Therapeutic Touch (69). Unter dem Therapeutic Touch ist eine pseudowissenschaftliche alternativmedizinische Behandlungsmethode zu verstehen. Sie basiert auf esoterischem Gedankengut und ist als alternative Behandlungsmethode wissenschaftlich untersucht worden. Allerdings konnte eine Wirksamkeit nach den Kriterien der Evidenzbasierten Medizin mit derzeitiger Studienlage bisher nicht nachgewiesen werden (122). In dieser, dem HTA-Bericht zugrunde liegenden, Studie konnte verdeutlicht werden, dass sich durch den Einsatz sensorischer Interventionen eine Signifikanz der Verbesserung aller Level der Agitation während den Interventionen gezeigt hat. In personenzentrierter Kommunikation geschultes Pflegepersonal konnte effektive Erfolge hinsichtlich der Reduktion der Symptome der Agitation allgemein und im Speziellen der Reduktion der Symptome schwerer Agitation erzielen, die sich zumeist spontan einstellte. Aber auch nachhaltige positive Langzeiteffekte, die sich über einen Zeitraum von sechs Monaten erstreckten, waren erkennbar. Der Einsatz von Dementia care Mapping zeigte eine effektive sofortige und nachhaltige Wirksamkeit über einen Zeitraum von vier Monaten bei schwerer Agitation auf (69). Unter dem Dementia care Mapping wird ein Verfahren verstanden, das sowohl verbale als auch nonverbale Signale von Demenzkranken erfasst, kodiert und objektiv deutet. Die Auswertung der Signale des relativen Wohlbefindens der Betroffenen soll zu einer Verbesserung ihrer Lebensqualität beitragen (34). Hingegen ergab sich keine Evidenz in der Wirksamkeit bei leichten Formen der Agitation. Eine zur Lichttherapie angewandte Meta-Analyse erwies sich in Bezug der Zielstellung zur Reduktion der Agitation als unwirksam. Ebenso erfolglos zeigte sich der Versuch des Zusammenlebens der demenzkranken Pflegebedürftigen in kleinen Wohngruppen. Hier war sogar ein Anstieg der Agitiertheit beobachtet worden. Eine weitere Option, die Demenzkranken mit Hilfe von Aromatherapie positiv zu beeinflussen und beruhigend auf sie einzuwirken, blieb in Bezug auf den Agitationsstatus ebenso wirkungslos. Schulungsprogramme, die die Angehörigen unterstützen sollten, mit den Demenzkranken adäquat umgehen zu können, erbrachten sowohl kurz- als auch langfristig keine signifikanten Erfolge. Die Studien zur Wohnraumanpassung konnten keine Wirksamkeit nachweisen, da sie methodische Mängel aufwiesen. Die demenzspezifischen Therapien, wie z.B. die Ergotherapie, Kognitives Training, die Verhaltenstherapie, Biografiearbeit oder Musiktherapie (siehe Abbildung 8, S. 82) (16), waren mit dem Ziel der Reduktion der Agitiertheit nicht wirksam. Der Versuch, mit Hilfe von Tiertherapie die Symptomatik zu verbessern, war aufgrund des Mangels in der Qualität der Studien nicht ausreichend nachzuweisen. Alle Interventionen sind durch ihre leichte Durchführbarkeit durch das Pflegepersonal gekennzeichnet.

Die Autoren des HTA-Berichtes empfehlen abschließend eine Anwendung und weitere Beobachtungen der Maßnahmen (69). Im Endeffekt ergibt sich dadurch, dass insbesondere Therapien, die gezielt und individuell auf den Demenzkranken ausgerichtet und abgestimmt sind, ihn am wirkungsvollsten erreichen und ihm die größte Hilfe bieten. Auch die Musik dient dazu, den Demenzkranken in seiner Welt zu erreichen und positiv zu berühren.

Bei der Überprüfung und Bewertung aller Trainingsprogramme zur Steigerung der körperlichen und kognitiven Fitness hat sich gezeigt, dass den kombinierten Programmen der Vorzug zu geben ist. Durch diese konnte die Selbständigkeit der Senioren in Pflegeeinrichtungen am deutlichsten erhalten und gesteigert werden. Zudem eignen sie sich am besten dazu, die Entstehung einer Demenz zurückzudrängen.

14. Schlussfolgerungen

Der Einsatz von Benzodiazepinen bei älteren Patienten kann aufgrund der Veränderungen im Organismus und der unerwünschten Arzneimittelwirkungen als kritisch beurteilt werden. Trotzdem sind die Benzodiazepine insbesondere in den vergangenen sechs Jahren den AOK-Versicherten vor allem in den Altersklassen von 70 bis 80 Jahren verordnet worden.

Eine Senioreneinrichtung, die sich an den Bedürfnissen der an Demenz erkrankten Bewohner orientiert, diese berücksichtigt und besondere Betreuungsangebote in ihrem Konzept integriert hat, konnte während der mehrjährigen Aufenthalte ihrer Bewohner einen Rückgang der Psychopharmaka-Verordnungen nachweisen. Im Einzelnen war der Einsatz von Sedativa zum Ein- und Durchschlafen zurückgegangen.

Durch die Anwendung einer sogenannten Humorkultur (mit Clown-Programmen) für Senioren mit Demenz konnte der Einsatz von Psychopharmaka in stationären Langzeitpflegeeinrichtungen gesenkt werden. Symptome der Agitation minimierten sich. Es konnte herausgestellt werden, dass durch Humor ein Training von emotionalen, motorischen und kognitiven Fähigkeiten erfolgt.

Die kognitive Verhaltenstherapie erwies sich bei Depressionen ohne Angststörung genauso wirkungsvoll wie eine medikamentöse mit dem SSRI Paroxetin. Die Nachhaltigkeit nach Therapieende war höher gegenüber der SSRI-Therapie.

Der Einsatz von Omega-3-Fettsäuren in der Anwendung bei Altersdepressionen erbrachte positive Erfolge hinsichtlich der Senkung des Depressionswertes. Es steht als eine Therapiealternative oder in Zusammenhang mit Antidepressiva in der Diskussion.

Die Gabe des Nahrungsergänzungsmittels DHA zeigte in der Tendenz positive Erfolge in der Erhaltung der kognitiven Fähigkeiten bei gesunden älteren Menschen.

Eine Verbindung zwischen einer geringen Vitamin-D-Zufuhr im Alter und dem Abbau kognitiver Gedächtnisleistungen konnte gezogen werden. Eine Erhöhung der Vitamin-D-Zufuhr ließ das Risiko, an einer Alzheimer-Demenz zu erkranken, sinken.

Eine weitere Alternativtherapie zu Antidepressiva (insbesondere SSRI) stellt die Aminosäure 5-Hydroxytryptophan dar. Die positiven Erfolge in der Wirksamkeit kamen denen der SSRI gleich. Zudem waren unter der 5-Hydroxytryptophangabe die unerwünschten Arzneimittelwirkungen weitaus geringer und seltener als unter der Gabe des SSRI Fluvoxamin. Kritisch zu beurteilen sind hierbei aber die Interventionsdauer einer zitierten Studie von nur sechs Wochen und eine Probandenanzahl von 36, die nicht valide Aussagen zulassen.

In diversen Studien ist untersucht worden, welche Möglichkeiten bestehen, um sowohl die physische als auch kognitive Leistungsfähigkeit im Alter zu erhalten, zu stärken und zu fördern und so ihrem Abbau entgegenzuwirken. Aus dem vollstationären Bereich der Langzeitpflege ist hier als positives Beispiel das Sim A-P Programm hervorzuheben. Es enthielt ein kombiniertes Training von körperlichen und kognitiven Fähigkeiten. Das Sturzrisiko der Pflegebedürftigen und die Sturzhäufigkeit reduzierten sich darunter deutlich. Die psychomotorischen und kognitiven Fähigkeiten (Wachheit und Aufmerksamkeit) verbesserten sich. Die psychische Zufriedenheit der Pflegebedürftigen steigerte sich, was eine Entlastung für das Pflegepersonal darstellte.

Ein Aktivierungs- und Präventionsprogramm aus dem ambulanten Bereich stellt die Studie „Aktive Gesundheitsförderung im Alter“ dar. Positive Erfolge zeigten sich hier in den Bereichen körperliche Aktivität, Ernährung und soziale Vorsorge. Zudem erhöhte sich dadurch die geistige, körperliche und soziale Kompetenz der Teilnehmer.

In verschiedenen Studien wurde der Einsatz von Musik bei Patienten mit Demenz in stationären Pflegeeinrichtungen getestet. Der positive Effekt von Live-Musik auf Personen mit Demenz oder Depression einer stationären Langzeitpflegeeinrichtung zeigte sich in erhöhtem Selbstvertrauen und Zugehörigkeitsgefühl zu einer Gruppe. Der Depressionswert verringerte sich. Passive und aktive Musikinterventionen verbesserten in weiteren Studien das emotionale Wohlbefinden der Teilnehmer mit Demenzen. Die größten Erfolge erzielten die interaktiven Interventionen auch in der Anwendung bei schweren Formen der Demenz zur Stressreduzierung. Bei Letzterem ergab sich keine nachhaltige Wirkung.

Kognitives Training erbrachte bei gesunden Studienteilnehmern positive Erfolge hinsichtlich der Erhaltung ihrer kognitiven Leistungsfähigkeit, im Speziellen der Flexibilität. Bei den Teilnehmern, die schon an frühen oder späten Formen der Demenz erkrankt waren, erwies es sich als wirkungslos.

Ergotherapie erwies sich zur kognitiven Stimulation bei Personen mit leichter bis mittelschwerer Form der Demenz als wirkungsvoll. Strukturierte, patientenorientierte Verfahren verbesserten die Alltagskompetenz und Lebensqualität der Teilnehmer mit schweren Formen der Demenz. Eine verzögerte Heimeinweisung um 1 ½ Jahre konnte aufgrund angewandter Ergotherapie mit Hilfe einer Studie nachgewiesen werden.

Vielfältige nichtmedikamentöse Interventionen zur Reduktion von Agitation bei Demenzkranken kamen zum Einsatz. Dabei fällt auf, dass insbesondere die individuell auf die Studienteilnehmer zugeschnittenen Therapien sich als besonders wirkungsvoll erwiesen.

Im Rahmen eines Modellprojektes in den USA, bei dem eine Vorschulklasse in einer Senioreneinrichtung Leseunterricht erhielt, ist ein Rückgang des Arzneimittelverbrauches der Senioren beobachtet worden. Die Senioren fungierten hierbei als Lehrer (93).

Neben den Möglichkeiten zur Förderung und Erhaltung sowohl von kognitiver als auch von physischer Leistungsfähigkeit im Alter stehen diverse sowie vielfältige nichtmedikamentöse Therapien und Interventionen zur Verfügung, um Demenzkranken und unter Depressionen leidenden Senioren ihren Alltag zu erleichtern und ihr Wohlbefinden zu verbessern.

Es wäre zu wünschen, dass sich diese durch Studien belegten Einzelerkenntnisse bei der Gestaltung des Pflegeheimalltags stärker als bisher durchsetzen, damit nicht zuletzt der seit Jahren kritisierte Einsatz von Psychopharmaka im höheren Lebensalter weiter zurückgedrängt werden kann.

15. Literaturangaben

1. Academic dictionaries and encyclopedias (2014): L-Tryptophan. In: Academic 2000-2014.
http://de.academic.ru/dic.nsf/dewiki/814928
Aufrufdatum: 05.09.2016

2. ADFD-Antidepressiva Forum Deutschland(04/2005): Depression: Kognitive Verhaltenstherapie hält Vergleich zu Medikamenten stand. In: Kognitive Verhaltenstherapie ist Pharmakotherapie überlegen-ADFD
http://www.adfd.org/austausch/viewtopic.php?t=1523
Aufrufdatum: 08.07.2015

3. ADHD Foundation (2014): What is ADHD?
http://www.adhdfoundation.org.uk/whatisadhd.php
Aufrufdatum: 15.06.2016

4. Aminosäure.org (2016): L-Tryptophan. In: L-Tryptophan: Dosierung, Wirkung, Nebenwirkungen, Studien.
http://aminosäure.org/aminosaeuren/l-tryptophan/
Aufrufdatum: 08.01.2016

5. Angevaren, M., Aufdemkampe, G., Verhaar, H. J., Aleman, A., Vanhees, L. (2008): Physical activity and enhanced fitness to improve cognitive function in older people without known cognitive impairment. In: Cochrane Database Syst Rev. 2008 Apr 16; (2):CD005381. doi: 10.1002/14651858.CD005381.pub2.
http://www.ncbi.nlm.nih.gov/pubmed/18425918
Aufrufdatum: 29.08.2015

6. Annweiler, C., Rolland, Y., Schott, A. M., Blain, H., Vellas, B., Herrmann, F. R., Beauchet, O. (2012): Higher vitamin D dietary intake is associated with lower risk of alzheimer´s disease: a 7-year follow-up. In: U.S. National Library of Medicine.
http://www.ncbi.nlm.nih.gov/pubmed/22503994
Aufrufdatum: 08.07.2015

7. Ball, K., Berch, D. B., Helmers, K. F., Jobe, J. B., Leveck, M. D., Marsiske, M., Morris, J. N., Rebok, G. W., Smith, D. M., Tennstedt, S. L., Unverzagt, F. W., Willis, S. L.; Advanced Cognitive Training for Independent and Vital Elderly Study Group (2002): Effects of cognitive training interventions with older adults: a randomized controlled trial. In: JAMA. 2002 Nov 13; 288(18):2271-81. U.S. National Library.
http://www.ncbi.nlm.nih.gov/pubmed/12425704
Aufrufdatum: 08.09.2016

8. Barnes, Deborah E., Yaffe, Kristine, Byers, Amy, L., McCormick, Mark, Schaefer, Catherine, Whitmer, Rachel, A. (2012): Midlife vs Late-Life Depressive Symptoms and Risk of Dementia Differential Effects for Alzheimer Disease and Vascular Dementia. In: Arch Gen Psychiatry. 2012;69(5): S. 493-498. doi:10.1001/archgenpsychiatry.2011.1481.
http://archpsyc.jamanetwork.com/article.aspx?articleid=1151485
Aufrufdatum: 07.09.1016

9. Beekman, A. T., Deeg, D. J., van Tilburg, T., Smit, J. H., Hooijer, C., van Tilburg, W. (1995): Major and minor depression in later life: a study of prevalence and risk factors. In: U.S. National Library of Medicine.
http://www.ncbi.nlm.nih.gov/pubmed/8988267
Aufrufdatum: 07.09.2016

10. Berg, Bettina (2009): Körperliche Fitness stärkt die kognitiven Fähigkeiten älterer Menschen. In: Erhalt kognitiver Fähigkeiten-BVPG.
http://www.bvpraevention.de/cms/index.asp?inst=bvpg&snr=7553
Aufrufdatum: 29.08.2015

11. Bieger, Wilfried: Aminosäure-Therapie bei Depressionen. In: Dr. Bieger-Privatpraxis für Stressmedizin München.
http://dr-bieger.de/aminosaure-therapie-bei-depressionen/
Aufrufdatum: 17.09.2015

12. Bode, Sabine (2015): Die vergessene Generation. Die Kriegskinder brechen ihr Schweigen. 25.Auflage,2015. Stuttgart: Klett-Cotta Verlag.
S.200-210, 247-249, 263-265, 279-282, 301ff.

13. Bundesinstitut für Risikobewertung: tägliche Zufuhrempfehlung für Tryptophan. In: Gesundheitliche Bewertung von Aminosäuren.
http://www.bfr.bund.de/de/gesundheitliche_bewertung_von_aminosaeuren-54420.html
Aufrufdatum: 17.09.2015

14. Bundesinstitut für Risikobewertung, Ehlers, Anke(2013): Vitamin D Versorgung der deutschen Bevölkerung. In: Vitamin D-der aktuelle D-A-CH Referenzwert aus Sicht der Risikobewertung. S.9.
http://www.bfr.bund.de/cm/343/vitamin-d-der-aktuelle-d-a-ch-referenz-wert-aus-sicht-der-risikobewertung.pdf43/
Aufrufdatum: 17.09.2015

15. Bundesministerium der Justiz und für Verbraucherschutz(2016): Verordnung über die Verschreibungspflicht von Arzneimitteln. (Arzneimittelverschreibungsverordnung-AMVV). In: Juris-Gesetze im Internet.
https://www.gesetze-im-internet.de/amvv/BJNR363210005.html
Aufrufdatum: 05.09.2016

16. Bundesministerium für Familie, Senioren, Frauen und Jugend: Nichtmedikamentöse und medikamentöse Behandlung von Alzheimer: Grafik.
http://www.wegweiser-demenz.de/informationen/medizinischer-hinter grund-demenz/behandlung-und-therapie/nicht-medikamentoes.html
Aufrufdatum: 23.09.2015

17. Bundesministerium für Gesundheit(07.04.2016): Das Erste Pflegestärkungsgesetz. In: Pflegestärkungsgesetze.
http://www.bmg.bund.de/themen/pflege/pflegestaerkungsgesetze/pflegestaerkungsgesetz-i.html
Aufrufdatum: 14.06.2016

18. Bundesministerium für Gesundheit und Soziale Sicherung, Roth, Brigitte, Stierle, Gunnar, Stierle, Mirjam(2005): Deutscher Präventionspreis 2005 Gesund in der zweiten Lebenshälfte(50plus) - Aktive Gesundheitsförderung im Alter. In: Präventionspreis Aktive Gesundheitsförderung.pdf Ziele und Wirksamkeit S. 27.

http://www.mentalhealthpromotion.net/resources/broschuere_2005-2.pdf
Aufrufdatum: 14.09.2015

19. Colombe, S. J., Kramer, A. F. (2003): Fitness effects on the cognitive function of older adults: a meta-analytic study. In: Psychological Science, 14(2): 125-130.
http://www.ncbi.nlm.nih.gov/pubmed/12661673
Aufrufdatum: 08.09.2016

20. Cooke, M., Moyle, W., Shum, D., Harrison, S., Murfield, J. (2010): A Randomized Controlled Trial Exploring the Effect of Music on Quality of Life and Depression in Older People with Dementia. In: Journal of Health Psychology 15 (5), S. 765–776. Effekt von Live-Musik auf Lebensqualität und Depression bei Pflegeheimbewohnern mit Demenz. In: Datenbank Pflegerische Gesundheitsförderung-Zentrum für Qualität in der Pflege 2015.
http://pgf.zqp.de/data.php?bereich=2&id=10&sort=a&name=Einsatz_von_Musik_-_station%C3%A4r
Aufrufdatum: 17.09.2015

21. Czichos, Joachim(2014): Erhöhtes Demenzrisiko bei Vitamin D-Mangel. In: Wissenschaft aktuell.
http://www.wissenschaft-aktuell.de/artikel/Bestaetigt_Erhoehtes_Demenzrisiko_bei_Vitamin_D_Mangel1771015589615.html
Aufrufdatum: 29.08.2015

22. Czichos, Joachim(2014): Tranquilizer und Demenz-Risiko. In: Wissenschaft aktuell.
http://www.wissenschaft-aktuell.de/artikel/Tranquilizer_und_Demenz_Risiko1771015589642.html
Aufrufdatum: 29.08.2015

23. Dapp, Ulrike, Anders, Jennifer, von Renteln-Kruse, Wolfgang, Meier-Baumgartner, Hans Peter: Aktive Gesundheitsförderung im Alter-Ein neuartiges Präventionsprogramm für selbständig lebende Senioren. In: Kurzfassung des Beitrages „Gesundheitsförderung älterer Menschen“.
http://www.albertinen.de/module/download/2857
Aufrufdatum: 14.09.2015

24. Davis, R. N., Massman, P. J., Doody, R. S. (2001): Cognitive intervention in Alzheimer disease: a randomized placebo-controlled study. In: Alzheimer´s Disease and Associated Disorders 2001 15(1):1-9 U.S. National Library of Medicine.
http://www.ncbi.nlm.nih.gov/pubmed/11236819
Aufrufdatum: 08.09.2016

25. De Gage, Billioti, Moride, Yola, Ducruet, Thierry, Kurth, Tobias, Verdoux, Héléne, Tournier, Marie, Pariente, Antoine, Bégaud, Bernard(2014): Benzodiazepine use and risk of Alzheimer's disease: case-control study. In: BMJ 2014; 349 doi: http://dx.doi.org/10.1136/bmj.g5205 (Published 09 September 2014) Cite this as: BMJ 2014; 349:g5205.
http://www.bmj.com/content/349/bmj.g5205
Aufrufdatum: 29.08.2015

26. De Gage, Billioti, Sophie, Bégaud, Bernard, Bazin, Fabienne, Verdoux, Héléne, Dartigues, Jean-Francois, Pérés, Karine, Kurth, Tobias, Pariente, Antoinc (2012): Benzodiazepine use and risk of dementia: prospective population based study. In: U.S. National Library of Medicine.
http://www.ncbi.nlm.nih.gov/pmc/articles/PMC3460255/
Aufrufdatum: 29.08.2015

27. De Rubeis, Robert J., Siegle, Greg J., Hollon, Steven D. (2008): Cognitive therapy vs. medications for depression: Treatment outcomes and neural mechanisms. In: U.S. National Library of Medicine.
http://www.ncbi.nlm.nih.gov/pmc/articles/PMC2748674/
Aufrufdatum: 08.07.2015

28. Deutsche Gesellschaft für Gerontopsychiatrie und -psychotherapie e.V.: Antipsychotika bei Demenz. In: Stellungnahme der DGGPP e.V.
http://www.dggpp.de/documents/Stellungnahme%20_antipsychotika_dggpp_v1_print.pdf
Aufrufdatum: 09.09.2016

29. Deutsche Gesellschaft für Schlafforschung und Schlafmedizin (DGSM): S3-Leitlinie Nicht erholsamer Schlaf/Schlafstörungen. In: Somnologie 2009. 13: S. 4-160.

http://www.dgsm.de/downloads/akkreditierung_ergebnisqualitaet/S3-Leitlinie_Nicht_erholsamer_Schlaf-Schlafstoerungen.pdf
Aufrufdatum: 09.09.2016

30. Deutsches Ärzteblatt(02.02.2010): Antidepressiva verbessern kognitive Leistungen nach Schlaganfall. In: rme/aezteblatt.de
http://www.aerzteblatt.de/nachrichten/39935/Antidepressiva-verbessern-kognitive-Leistungen-nach-Schlaganfall
Aufrufdatum: 08.07.2015

31. Deutsches Ärzteblatt(10.09.2014): Alzheimer: Studie sieht Zusammenhang mit Einnahme der von Benzodiazepinen. In: rme/aerzteblatt.de
http://www.aerzteblatt.de/nachrichten/60046/Alzheimer-Studie-sieht-Zusammenhang-mit-Einnahme-der-von-Benzodiazepinen
Aufrufdatum: 11.01.2016

32. Deutsches Ärzteblatt(19.02.2014): Citalopram vermindert Agitation und kognitive Fähigkeiten. In: rme/aerzteblatt.de
http://www.aerzteblatt.de/nachrichten/57663/Demenz-Citalopram-vermindert-Agitation-und-kognitive-Faehigkeiten
Aufrufdatum: 08.07.2015

33. Deutscher Berufsverband für Pflegeberufe(DBFK)(2015): ADL, IADL. In: Aktivitäten des täglichen Lebens-Pflege Wiki.
http://www.pflegewiki.de/wiki/Aktivit%C3%A4ten_des_t%C3%A4glichen_Lebens
Aufrufdatum: 14.09.2015

34. Deutscher Berufsverband für Pflegeberufe(DBFK)(2015): Dementia Care Mapping. In: Dementia Care Mapping-Pflege Wiki.
http://www.pflegewiki.de/wiki/Dementia_Care_Mapping
Aufrufdatum: 17.09.2015

35. Deutscher Berufsverband für Pflegeberufe(DBFK)(2015): Psychobiografisches Pflegemodell von Erwin Böhm. In: Psychobiografisches Pflegemodell-Pflegewiki.
http://www.pflegewiki.de/wiki/Psychobiografisches_Pflegemodell
Aufrufdatum: 14.09.2015

36. Diagnostisches Zentrum für Mineralanalytik und Spektroskopie DCMS GmbH(10/2014): Tryptophanspiegel bei Depressionen vermindert. In: www.diagnostisches-centrum.de
http://www.angst-depressionen.com/index.php/studien/93-studien-2014/234-tryptophanspiegel-bei-depressionen-vermindert
Aufrufdatum: 17.09.2015

37. Deary, I. J., Whalley, L. J., Batty, G. D., Starr, J. M. (2006): Physical fitness and lifetime cognitive change. In: Neurology. 2006 Oct 10; 67 (7):1195-200. U. S. National Library of Medicine.
http://www.ncbi.nlm.nih.gov/pubmed/17030752
Aufrufdatum: 29.08.2015

38. Dionigi, Alberto, Canestrari, Carla (2016): Clowning in Health Care Settings: The Point of View of Adults. In: EJOP-Europe`s Journal of Psychology.
http://ejop.psychopen.eu/article/view/1107/html
Aufrufdatum: 07.09.2016

39. Dionigi, Alberto, Canestrari, Carla (2016): Clowning in Health Care Settings: The Point of View of Adults. In: Europe`s Journal of Psychology 2016 Aug; 12(3): S. 473–488.
http://www.ncbi.nlm.nih.gov/pmc/articles/PMC4991052/#r10
Aufrufdatum: 07.09.2016

40. Doc Check Medical Services GmbH (2016): Diagnostic and Statistical Manual of Mental Disorders (DSM). In: Doc Check Flexikon.
http://flexikon.doccheck.com/de/Diagnostic_and_Statistical_Manual_of_Mental_Disorders
Aufrufdatum: 06.09.2016

41. Doc Check Medical Services GmbH (2016): Hamilton Depression Scale. In: Doc Check Flexikon.
http://flexikon.doccheck.com/de/Hamilton_Depression_Scale
Aufrufdatum: 05.09.2016

42. Doc Check Medical Services GmbH (2016): PR: Geriatrische Depressionsskala (GDS). : In: Doc Check Publish.
http://www.doccheck.com/de/document/4660-geriatrische-depressionsskala-gds
Aufrufdatum: 05.09.2016

43. Doc Check Medical Services GmbH (2016): Mini Mental State Test (MMSE). In: Doc Check Flexikon.
http://flexikon.doccheck.com/de/Mini_Mental_State_Test
Aufrufdatum: 06.09.2016

44. Ennen, J. C., Mueller, B. W., Bibl, M., Esselmann, H., Rütten, A., Platen, P., Trampisch, H. J., Abu-Omar, K., Schade-Brittinger, C., Freese, J., Juckel, G., Maier, W., Kornhuber, J., Nehen, H., Diener, H. C., Hermann, D. M., Hinrichs, T., Schneider, A., Falkai, P., Wolf, S., Schulz, J., Fassbender, K., Otto, M., Daum, I., Wiltfang, J.(2008): Einfluss von multimodaler sportlicher Aktivität auf Kognition und Alltagskompetenzen bei früher Alzheimer-Demenz (Sport & KOG). In: Zeitschrift für Gerontopsychologie & -psychiatrie, 21(3), 2008, S. 165.
http://www.freese-institut.de/assets/Uploads/Publikationen/Einfluss-von-multimodaler-sportlicher-Aktivitat-au2.pdf
Aufrufdatum: 02.09.2015

45. Firk, Christine, Markus, C. Rob (2009): Mood and cortisol responses following tryptophan-rich hydrolyzed protein and acute stress in healthy subjects with high and low cognitive reactivity to depression. In: U.S. National Library of Medicine.
http://www.ncbi.nlm.nih.gov/pubmed/19345451
Aufrufdatum: 29.08.2015

46. Frank, Wilhelm, Konta, Brigitte(2005): Kognitives Training bei Demenzen und andere Störungen mit kognitiven Defiziten. In: HTA-Bericht 26 Schriftenreihe Health Technology Assessment, Band 26 ISSN: 1864-9645 1.Auflage 2005.
http://portal.dimdi.de/de/hta/hta_berichte/hta123_bericht_de.pdf
Aufrufdatum: 18.09.2015

47. Gemeinsamer Bundesausschuss (2016): Arzneimittelrichtlinie-Anlage III: Übersicht über Verordnungseinschränkungen und -ausschlüsse in der Arzneimittelversorgung (Fassung vom 13.08.2016). In: Anlage III: Übersicht über Verordnungseinschränkungen und -ausschlüsse.
https://www.g-ba.de/downloads/83-691-419/AM-RL-III_Verordnungeinschraenkungen_2016-08-13.pdf
Aufrufdatum: 09.09.2016

48. Gertz, H.-J., Stoppe, G., Müller-Oerlinghausen, B., Schmidt, L. G., Baethge, C., Hiemke, C., Lieb, K., Bschor, T.(2013): Antipsychotika zur Behandlung neuropsychiatrischer Störungen bei Demenz. In: Nervenarzt 2013. 84:370-373. Springer-Verlag Berlin Heidelberg 2012.
http://www.gabriela-stoppe.com/wp-content/uploads/2013/04/s00115-012-3693-4_bschor@schlosspark-klinik.de_.pdf
Aufrufdatum: 09.09.2016

49. Gill, S. S., Bronskill, S. E., Normand, S-L. T., Anderson, G. M., Sykora, K., Lam, K., Bell, Ch. M., Lee, Ph. E., Fischer, H. D., Herrmann, N., Gurwitz, J. H., Rochon, P. A. (2007): Antipsychotic Drug Use and Mortality in Older Adults with Dementia. In: Annals of International Medicine. 2007 Jun 5; 146 (11): S. 775-786.
http://citeseerx.ist.psu.edu/viewdoc/download?doi=10.1.1.577.7597&rep=rep1&type=pdf
Aufrufdatum: 09.09.2016

50. Günther, V. K., Schäfer, P., Holzner, B. J., Kemmler, G. W. (2003): Long-term improvements in cognitive performance through computer-assisted cognitive training: a pilot study in a residential home for older people. In: Aging and Mental Health 2003; 7(3):200-2006. U.S. National Library of Medicine.
http://www.ncbi.nlm.nih.gov/pubmed/12775401
Aufrufdatum: 08.09.2016

51. Gust, J. (Pressemitteilung vom 06.08.2009): Weniger Medikamente durch Pflegeheim- Weniger Medikamente in der Senioren-Residenz Godenberg-schlösschen. In: www.openpr.de
http://www.openpr.de/news/337145.html
Aufrufdatum: 08.07.2015

52. Haines, Terry P., Bennel, Kim L., Osborne, Richard H., Hill, Keith D. (2004): Effectiveness of targeted falls prevention programme in subacute hospital setting: randomised controlled trial. In: British Medical Journal 2004; 328(7441):676 U.S. National Library of Medicine.
http://www.ncbi.nlm.nih.gov/pmc/articles/PMC381222/
Aufrufdatum: 08.09.2016

53. Hauer, K., Becker, C., Lindemann, U., Beyer, N. (2006): Effectiveness of physical training on motor performance and fall prevention in cognitively impaired older persons: a systematic review. In: American Journal of Physical Medicine & Rehabilitation, 85(10), S. 847-857.
http://www.ncbi.nlm.nih.gov/pubmed/16998433
Aufrufdatum: 07.09.2015

54. Heyn, P. (2003): The effect of a multisensory exercise program on engagement, behavior, and selected physiological indexes in persons with dementia. In: American Journal of Alzheimer´s Disease and other Dementias 2003; 18(4), S. 247-251 U.S. National Library of Medicine.
http://www.ncbi.nlm.nih.gov/pubmed/12955790
Aufrufdatum: 08.09.2015

55. Holt, S., Schmiedl, S., Thürmann, P. A. (2011): PRISCUS-Liste potenziell inadäquater Medikation für ältere Menschen. In: priscus.net
http://priscus.net/download/PRISCUS-Liste_PRISCUS-TP3_2011.pdf
Aufrufdatum: 04.09.2016

56. Hüger, D., Zieschang, T., Schwenk, M., Oster, P., Becker, C., Hauer, K. (2009): Designing studies on the effectiveness of physical training in patients with cognitive impairment. In: Zeitschrift für Gerontologie und Geriatrie. 2009 Feb; 42(1): S. 11-19. doi: 10.1007/s00391-008-0529-8. Epub 2009 Apr 10. U.S. National Library of Medicine.
http://www.ncbi.nlm.nih.gov/pubmed/18484197
Aufrufdatum: 07.09.2015

57. Jansen, Petra, Dahmen-Zimmer, Katharina (2012): Effects of Cognitive, Motor, and Karate Training on Cognitive Functioning and Emotional Well-Being of Elderly People. In: U.S. National Library of Medicine.
http://www.ncbi.nlm.nih.gov/pmc/articles/PMC3282502/
Aufrufdatum: 21.07.2015

58. Jorge, R., Acion, L., Moser, D., Adams, H. Jr., Robinson, R. (2010): Escitalopram and enhancement of cognitive recovery following stroke. In: Arch Gen Psychiatrie. 2010 Feb; 67(2): S. 187-196.
http://www.ncbi.nlm.nih.gov/pubmed/20124118
Aufrufdatum: 08.07.2015

59. Kales, H. C., Kim, H. M., Zivin, K., Valenstein, M., Seyfried, L. S., Chiang, C., Cunningham, F., Schneider, L. S., Blow, F. C. (2012): Risk of mortality among individual antipsychotics in patients with dementia. In: American Journal of Psychiatrie 2012 Jan; 169(1):71-9. doi: 10.1176/appi.ajp.2011.11030347. Epub 2011 Oct 31.
http://www.ncbi.nlm.nih.gov/pubmed/22193526
Aufrufdatum: 09.09.2016

60. Kawashima, Ryuta (2013): Mental Exercises for Cognitive Function: Clinical Evidence. In: Journal of Preventive Medicine and Public Health 2013; 46(Suppl1): S. 22-27.
http://jpmph.org/journal/view.php?doi=10.3961/jpmph.2013.46.S.S22
Aufrufdatum: 29.08.2015

61. Kawashima, R., Okita, K., Yamazaki, R., Tajima, N., Yoshida, H., Taira, M., Iwata, K., Sasaki, T., Maeyama, K., Usui, N., Sugimoto, K. (2005): Reading aloud and arithmetic calculation improve frontal function of people with dementia. In: The Journals of Gerontology: Series A, Volume 60, Issue 3, Pp 380-384.
http://biomedgerontology.oxfordjournals.org/content/60/3/380.full
Aufrufdatum: 29.08.2015

62. Kawashima, R., Okita, K., Yamazaki, R., Tajima, N., Yoshida, H., Taira, M., Iwata, K., Sasaki, T., Maeyama, K., Usui, N., Sugimoto, K. (2005): Reading aloud and arithmetic calculation improve frontal function of people with dementia. In: J Gerontol A Biol Sci Med Sci. 2005 Mar; 60 (3):380-4.
http://www.ncbi.nlm.nih.gov/pubmed/15860478
Aufrufdatum: 29.08.2015

63. Korczak, Dieter, Habermann, Carola, Braz, Sigrid (2013): Wirksamkeit von Ergotherapie bei mittlerer bis schwerer Demenz. In: HTA-Bericht 129 Schriftenreihe Health Technology Assessment, Band 129 ISSN: 1864-9645 1.Auflage 2013.
http://portal.dimdi.de/de/hta/hta_berichte/hta343_bericht_de.pdf
Aufrufdatum:18.09.2015

64. Korte, Martin(2012): Keiner weiß so viel wie die Älteren. In: n-t v.
http://www.n-tv.de/wissen/Keiner-weiss-so-viel-wie-die-Aelteren-article7230346.html
Aufrufdatum: 07.09.2016

65. KVB(27.07.2011): Der Einsatz von Benzodiazepinen und Z-Substanzen bei Schlafstörungen-Problematik und Alternativen. In: Arzneimittel im Blickpunkt Nr.34/2011.
https://www.kvb.de/fileadmin/kvb/dokumente/Praxis/Verordnung/VO-aktuell/2011/KVB-110725-WIS-Benzodiazepinen-und-Z-Substanzen-bei-Schlafstoerungen-Arzneimittel-im-Blickpunkt-Ausgabe-34.pdf
Aufrufdatum: 06.04.2016

66. Laboratorium für Spektralanalytische und biologische Untersuchungen Dr. Bayer GmbH(1999): Vitamin D - Nicht nur für den Knochenstoffwechsel von Bedeutung. In: Spurenelement- und Vitaminreport 14. Jahrgang Heft 1/99 Referenzbereiche S.4.
http://www.labor-bayer.de/publikationen/4_vitamin_d.pdf
Aufrufdatum: 15.09.2015

67. Liesk, J., Hartogh, T., Kalbe, E. (2015): Kognitive Stimulation und Musikintervention bei stationär versorgten Menschen mit Demenz. In: Zeitschrift für Gerontologie und Geriatrie 2015/3: S.275-281.
http://www.springermedizin.de/kognitive-stimulation-und-musikintervention-bei-stationaer-versorgten-menschen-mit-demenz/5156294.html
Aufrufdatum: 29.08.2015

68. Linseisen, Jakob, Bechthold, Angela, Bischoff-Ferrari, Heike A., Hintzpeter, Birte, Leschik-Bonnet, Eva, Reichrath, Jörg, Stehle, Peter, Volkert, Dorothee, Wolfram, Günther, Zittermann, Armin (2011): Vitamin D und Prävention ausgewählter chronischer Krankheiten. In: Positionspapier der Deutschen Gesellschaft für Ernährung-DGE-Stellungnahme-VitD111220.pdf
https://www.dge.de/fileadmin/public/doc/ws/stellungnahme/DGE-Stellungnahme-VitD-111220.pdf
Aufrufdatum: 08.07.2015

69. Livingston, G., Kelly, L., Lewis-Holmes, E., Baio, G., Morris, S., Patel, N., Omar, R. Z., Katona, C., Cooper, C. (2014): A systematic review of the clinical effectiveness and cost-effectiveness of sensory, psychological and behavioural interventions for managing agitation in older adults with dementia. In: Health Technology Assessment, Vol. 18, I. 39. Nichtpharmakologische Interventionen zur Reduktion von Agitation bei Demenzkranken in der Langzeitpflege. In: Datenbank Pflegerische Gesundheitsförderung-Zentrum für Qualität in der Pflege.
http://pgf.zqp.de/data.php?bereich=2&id=10&sort=a&name=Einsatz_von_Musik_-_station%C3%A4r
Aufrufdatum: 17.09.2015

70. Markus, C. Rob, Firk, Christine (2009): Differential Effects of Tri-Allelic 5-HTTLPR Polymorphisms in Healthy Subjects on Mood and Stress Performance after Tryptophan Challenge. In: Neuropsychopharmacology (2009) 34, 2667–2674; doi:10.1038/npp.2009.92; published online 12 August 2009.
http://www.nature.com/npp/journal/v34/n13/abs/npp200992a.html
Aufrufdatum: 29.08.2015

71. Mechling, Heinz: fit für 100 - Ein Bewegungsprogramm zur Förderung der Mobilität und Selbständigkeit für Hochaltrige. In: MAGS-Handout.
http://www.ff100.de/uploads/pdf/MAGS-Handout%20_fit%20f%C3%BCr%20100.pdf
Aufrufdatum: 07.09.2015

72. Meier-Baumgartner, Hans Peter, Dapp, Ulrike, Anders, Jennifer: Aktive Gesundheitsförderung im Alter. Gesundheitsfördernde Maßnahmen am Albertinen-Haus Hamburg in Zusammenarbeit mit niedergelassenen Hausärzten und Hausärztinnen und deren älteren Patienten und Patientinnen. In: Aktive Gesundheitsförderung im Alter.pdf
www.albertinen.de/module/download/2854
Aufrufdatum: 14.09.2015

73. Moore, Polly, Landolt, Hans-Peter, Seifritz, Erich, Clark, Camellia, Bhatti, Tahir, Kelsoe, John, Rapaport, Mark, Gillin, Christian J. (2000): Clinical and Physiological Consequences of Rapid Tryptophan Depletion. In: Neuropsychopharmacology (2000) 23, S. 601-622.
http://www.nature.com/npp/journal/v23/n6/full/1395569a.html
Aufrufdatum: 13.09.2016

74. Moreland, J. D., Richardson, J. R., Goldsmith, C. H., Clase, C. M. (2004): Muscle weakness and falls in older adults: a systematic review and meta-analysis. In: Journal of the American Geriatric Society 52(7): 1121-1129 U.S. National Library.
http://www.ncbi.nlm.nih.gov/pubmed/15209650
Aufrufdatum: 08.09.2016

75. Mutschler, Ernst, Geisslinger, Gerd, Kroemer, Heyo K., Ruth, Peter, Schäfer-Korting, Monika(2005): Antidepressiva. In: Mutschler Arzneimittelwirkungen kompakt. Basiswissen Pharmakologie/Toxikologie. 2005. Stuttgart: Wissenschaftliche Verlagsgesellschaft mbH Stuttgart.
S.78ff.

76. Mutschler, Ernst, Geisslinger, Gerd, Kroemer, Heyo K., Ruth, Peter, Schäfer-Korting, Monika(2005): Tranquillantien. In: Mutschler Arzneimittelwirkungen kompakt. Basiswissen Pharmakologie/Toxikologie. 2005. Stuttgart: Wissenschaftliche Verlagsgesellschaft mbH Stuttgart.
S. 84ff.

77. mybraintraining.com(2015): Lerntherapie des smart ageing international research center, IDAC, der Tohoku University in Sendai, Japan. Prof. Dr. Ryuta Kawashima. In: Wissenschaftliche Fakten-geistige Fitness mit wissenschaftlich basiertem Gehirntrainer.
http://mybraintraining.com/de/wissenschaft/
Aufrufdatum: 29.08.2015

78. Nunes, Ashley, Kramer, Arthur, F. (2009): Experience-Based Mitigation of Age-Related Performance Declines: Evidence from Air Traffic Control. In: Journal of Experimental Psychology: Applied 2009, Vol. 15, No. 1, 12–24.
http://www.apa.org/pubs/journals/releases/xap15112.pdf
Aufrufdatum: 29.08.2015

79. Ogawa, S., Fujii, T., Koga, N., Hori, H., Teraishi, T., Hattori, K., Noda, T., Higuchi, T., Motohashi, N., Kunugi, H. (2014): Plasma L-tryptophan concentration in major depressive disorder: new data and meta-analysis. In: U.S. National Library of Medicine.
http://www.ncbi.nlm.nih.gov/pubmed/25295433
Aufrufdatum: 02.09.2015

80. Oswald, Wolf D., Hagen, Bernd, Rupprecht, Roland, Gunzelmann, Thomas(2002): Bedingungen der Erhaltung und Förderung von Selbständigkeit im höheren Lebensalter(SIMA). In: Zeitschrift für Gerontopsychologie & -psychiatrie, 15(1), 2002, S. 13-31.
http://www.dvgg.de/docs/2002-oswald_et_al-sima17-langfristige_effekte.pdf
Aufrufdatum: 02.09.2015

81. Oswald, Wolf D., Ackermann, Andreas, Gunzelmann, Thomas(2006): Effekte eines multimodalen Aktivierungsprogrammes(Sim A-P) für Bewohner von Einrichtungen der stationären Altenhilfe. In: Zeitschrift für Gerontopsychologie & -psychiatrie,19(2), 2006, S. 89-101; 2006-Effekte SimA-Pdeutsch.pdf
http://www.dvgg.de/docs/2006-oswald-ackermann-effekte_multimodales_aktprogramm_sima-p.pdf
Aufrufdatum: 02.09.2015

82. Oswald, Wolf D., Forschungsgruppe Prävention & Demenz: Sim A-Therapieprogramm-kurze Bekanntmachung. In: Webseite von Prof. W. D. Oswald.
http://www.demenzforschung-oswald.de/sima-p-1/
Aufrufdatum: 16.08.2015

83. Pazeller, Stefan(08/2007): Verhaltensstörungen bei Demenz. Behavioural and Psychological Symptoms of Dementia (BPSD). In: Geriatrische Klinik St. Gallen.
http://www.ortsbuerger.ch/Portals/3/media/geriatrische/PDF/Verhaltensst%C3%B6rungen_bei_Demenz.pdf
Aufrufdatum: 14.09.2015

84. Pharmazeutische Zeitung online(2016): Benzodiazepin-Entzug; Betreuung durch Apotheker und Arzt. In: Pharmazeutische Zeitung online, Ausgabe 21/2014, S. 2 und 7.
http://www.pharmazeutische-zeitung.de/?id=52289
Aufrufdatum: 06.04.2016

85. Plathner-Visser, Katrin(2013): Trainingsprogramm zur Förderung basaler, motilitätsbezogener Alltagskompetenzen bei älteren Menschen mit Demenz im Pflegeheim. In: Bewegung und Aktivität im Alter unter www.grin.com
http://www.grin.com/de/e-book/271038/trainingsprogramm-zur-foerderung-basaler-mobilitaetsbezogener-alltagskompetenzen
Aufrufdatum: 21.07.2015

86. Pöldinger, W., Calanchini, B., Schwarz, W. (1991): A functional-dimensional approach to depression: serotonin deficiency as a target syndrome in a comparison of 5-hydroxytryptophan and fluvoxamine. In: Psychopathology. 1991; 24(2):53-81.
http://www.ncbi.nlm.nih.gov/pubmed/1909444
Aufrufdatum: 17.09.2015

87. Porsteinsson, A. P., Drye, L. T., Pollock, B. G., Devanand, D. P., Frangakis, C., Ismail, Z., Marano, C., Meinert, C. L., Mintzer, J. E., Munro, C. A., Pelton, G., Rabins, P. V., Rosenberg, P. B., Schneider, L. S., Shade, D. M., Weintraub, D., Yesavage, J., Lyketsos, C. G.; CitAD Research Group (2014): Effect of citalopram on agitation in Alzheimer disease: the CitAD randomized clinical trial. In: JAMA. 2014 Feb 19; 311 (7):682-91. doi: 10.1001/jama.2014.93. U.S. National Library.
https://www.ncbi.nlm.nih.gov/pubmed/24549548?dopt=Abstract
Aufrufdatum: 09.09.2016

88. Professor Dr. med. Gabriela Stoppe (2012): Profil. In: Profil-Prof. Dr. med. Gabriela Stoppe.
http://www.gabriela-stoppe.com/profil/
Aufrufdatum: 24.05.2016

89. Proyer, R. T., Gander, F., Wellenzohn, S., Ruch, W. (2014): Positive psychology interventions in people aged 50-79 years: long-term effects of placebo-controlled online interventions on well-being and depression. In: U.S. National Library of Medicine.
http://www.ncbi.nlm.nih.gov/pubmed/24712501
Aufrufdatum: 04.09.2015

90. Research Suite: Paired Associates Learning (PAL). In: Cambridge-cognition.
http://www.cambridgecognition.com/tests/paired-associates-learning-pal
Aufrufdatum: 16.09.2015

91. Richard, D. M., Dawes, M. A., Mathias, C. W., Acheson, A., Hill-Kapturczak, N., Dougherty, D.M. (2009): L-Tryptophan: Basic Metabolic Functions, Behavioral Research and Therapeutic Indications. In: U.S. National Library of Medicine.
http://www.ncbi.nlm.nih.gov/pubmed/20651948
Aufrufdatum: 29.08.2015

92. Robinson, R. G., Ricardo, E., Jorge, Moser, D. J., Acion, L., Solodkin, A., Small, L. S., Fonzetti, P., Hegel, M., Arndt, S.(2008): Escitalopram and Problem-Solving Therapy for Prevention of Poststroke Depression, A Randomized Controlled Trial. In: JAMA-The Journal of the American Medical Association-The JAMA Network.
http://jama.jamanetwork.com/article.aspx?articleid=181981
Aufrufdatum: 08.07.2015

93. Robinson, Ken(2010): In meinem Element. 1.Auflage, 2010. München: Arkana-Verlag in der Verlagsgruppe Random House GmbH.
S. 263-265

94. Römmler, Alexander, Römmler, Josefine(2010): Serotonin-Synthese. In: 5-Hydroxy-Tryptophan(5HTP) - eine hilfreiche Vorstufe des Serotonins. ZKM 2010;4, S.54.
http://www.alexanderroemmler.com/uploads/tx_sbdownloader/2010_Roemmler_A._Roemmler_J._ZKM_Ser_5HTP.pdf
Aufrufdatum: 17.09.2015

95. Rondanelli, M., Giacosa, A., Opizzi, A., Pelucchi, C., La Vecchia, C., Montorfano, G., Negroni, M., Berra, B., Politi, P., Rizzo, A. M., (2010): Effect of omega-3 fatty acids supplementation on depressive symptoms and on health-related quality of life in the treatment of elderly women with depression: a double-blind, placebo-controlled, randomized clinical trial. In: U.S. National Library of Medicine.
http://www.ncbi.nlm.nih.gov/pubmed/20595646
Aufrufdatum: 08.07.2015

96. Sakamoto, M., Ando, H., Tsutou, A. (2013): Comparing the effects of different individualized music interventions for elderly indiviuals with severe dementia. In: International Psychogeriatrics, 25:5, 775-784. Effekt von Musik auf ältere Menschen mit Demenz. In: Datenbank Pflegerische Gesundheitsförderung-Zentrum für Qualität in der Pflege.
http://pgf.zqp.de/data.php?bereich=2&id=10&sort=a&name=Einsatz_von_Musik_-_station%C3%A4r
Aufrufdatum: 17.09.2015

97. Schaie, K. Warner, Willis, Sherry L. (2010): The Seattle Longitudinal Study of Adult Cognitive Development. In: U.S. National Library of Medicine.
http://www.ncbi.nlm.nih.gov/pmc/articles/PMC3607395/
Aufrufdatum: 07.09.2016

98. Schaller, Gerd(2015): Günstige Effekte von DHA auf die kognitiven Fähigkeiten bei altersbedingter Abnahme der mentalen Leistungsfähigkeit. In: Die Wirkung essentieller Fettsäuren und Zink auf kognitive Fähigkeiten.
http://www.schallers-gesundheitsbriefe.de/archiv-der-gesundheitsbriefe/archiv-12/die-wirkung-essentieller-fettsaeuren-und-zink-auf-kognitive-faehigkeiten/
Aufrufdatum: 08.07.2015

99. Schaller, Gerd(2015): Omega-3-Fettsäuren bei verminderter Lebensqualität durch Depressionen im Alter. In: Die Wirkung essentieller Fettsäuren und Zink auf kognitive Fähigkeiten.
http://www.schallers-gesundheitsbriefe.de/archiv-der-gesundheitsbriefe/archiv-12/die-wirkung-essentieller-fettsaeuren-und-zink-auf-kognitive-faehigkeiten/
Aufrufdatum: 08.07.2015

100. Schwenk, M., Oster, P., Hauer, K.(2008): Kraft- und Funktionstraining bei älteren Menschen mit dementiellen Erkrankungen. In: Praxis Physiotherapie 2/2008 Fachausgabe Geriatrie.
http://www.bewegung-bei-demenz.de/sites/default/files/dokumente/Kraft_und_Funktionstraining_bei_aelteren_Menschen_mit_demenzieller_Erkrankung.pdf
Aufrufdatum: 07.09.2015

101. Senator-Einrichtungen der Seniorenpflege: Senioren-Residenz Godenberg Schlösschen. In: Website von Senator-Einrichtungen unter www.senator-einrichtungen.de
http://www.senator-einrichtungen.de/pflegeheime/15-einrichtung-malente.htm
Aufrufdatum: 08.07.2015

102. Schneider, Lon S., Dagermann, Karen S., Insel, Philip (2005): Risk of Death with Atypical Antipsychotic Drug Treatment for Dementia. Meta-analysis of Randomized Placebo-Controlled Trials. In: JAMA 2005. Oct 19; 294(15): 1934-1943.
http://www.ucdenver.edu/academics/colleges/medicalschool/departments/medicine/geriatrics/education/Documents/Atypical%20Antipsychotics%20and%20Risk%20of%20Death.pdf
Aufrufdatum: 09.09.2016

103. Senevita Post Ausgabe Juli 3/2015: Humor schafft Nähe, wo Worte versagen. In: senevita Post S.4 senevita-Post 03-2015.pdf
unter www.humorcare.ch
www.humorcare.ch/hc_07_1_medien.htm
http://www.humorcare.ch/pics/medien/senevita-Post_03-2015.pdf
Aufrufdatum: 04.09.2015

104. Setoguchi, S., Wang, P. S., Alan Brookhart, M., Canning, C. F., Kaci, L., Schneeweiss, S. (2008): Potential causes of higher mortality in elderly users of conventional and atypical antipsychotic medications. In: Journal of the American Geriatrics Society 2008 Sep; 56 (9):1644-50. doi: 10.1111/j.1532-5415.2008.01839.x. Epub 2008 Aug 4.U.S. National Library of Medicine.
http://www.ncbi.nlm.nih.gov/pubmed/18691283
Aufrufdatum: 09.09.2016

105. Slinin, Yelena, Paudel, Misti, Taylor, Brent C., Ishani, Areef, Rossom, Rebecca, Yaffe, Kristine, Blackwell, Terry, Lui, Li-Yung, Hochberg, Marc, Ensrud, Kristine E. and for the Study of Osteoporotic Fractures Research Group(2012): Association between serum 25(OH) vitamin D and the risk of cognitive decline in older woman. In: The Journals of Gerontology Series A: Biological Sciences and Medical Sciences. 2012; 67(10): 1092-1098.
http://biomedgerontology.oxfordjournals.org/content/67/10/1092.full
Aufrufdatum: 08.07.2015

106. Spiewak, Martin(07.03.2014): In der Mitte des Lebens: Jetzt kommt es darauf an: Wer das Alter gesund erleben will, muss mit fünfzig Geist und Körper fordern. In: Gesundheit im Alter: Fit ab 50 Die Zeit Nr. 10/2014.
http://www.zeit.de/2014/10/alter-kognitive-entwicklung-gedaechtnis/komplettansicht
Aufrufdatum: 29.08.2015

107. Statistik-Rechner: Statistik-Rechner für Summe, Durchschnitt & Co.
http://www.zinsen-berechnen.de/statistik-rechner.php
Aufrufdatum: 12.06.2016

108. Stoppe, G. (2008): Depressionen im Alter. In: Bundesgesundheitsblatt-Gesundheitsforschung-Gesundheitsschutz 2008. 51:406-410.
http://www.gabriela-stoppe.com/wp-content/uploads/2012/10/Depressionen-im-Alter-2008.pdf
Aufrufdatum: 04.09.2015

109. The American Geriatric Society (2012): American Geriatrics Society Updated Beers Criteria for Potentially Inappropriate Medication Use in Older Adults. In: Journal of the American Geriatrics Society, Volume 60, Issue 4, Version of Record online: 29 FEB 2012.
http://onlinelibrary.wiley.com/doi/10.1111/j.1532-5415.2012.03923.x/pdf
Aufrufdatum: 29.08.2015

110. The University of Edinburgh: The Scottish Mental Survey 1932. In: The Lothian Birth Cohorts of 1921 and 1936.
http://www.lothianbirthcohort.ed.ac.uk/index.php?option=com_content&view=article&id=6&Itemid=13
Aufrufdatum: 07.01.2015

111. The University of Edinburgh: The Scottish Mental Survey 1947. In: The Lothian Birth Cohorts of 1921 and 1936.
http://www.lothianbirthcohort.ed.ac.uk/index.php?option=com_content&view=article&id=7&Itemid=2
Aufrufdatum: 07.01.2016

112. Timothy, C., Birdsall, N.D. (1998): 5-Hydroxytryptophan: A Clinically-Effective Serotonin Precursor. In: Alternative Medicine Review, Volume 3, number 4, 1998.
http://www.altmedrev.com/publications/3/4/271.pdf
Aufrufdatum: 29.08.2015

113. University of Exeter (2014): Link between vitamin D and dementia risk confirmed. In: University of Exeter news.
http://www.exeter.ac.uk/news/featurednews/title_405559_en.html
Aufrufdatum: 29.08.2015

114. U.S. National Institutes of Health (2016): Citalopram for Agitation in Alzheimer´s Disease (CitAD). In: Clinical Trials.gov
https://clinicaltrials.gov/ct2/show/NCT00898807
Aufrufdatum: 08.08.2016

115. U.S. National Institutes of Health (2015): Preventing Post-Stroke Depression. In: Clinical Trials.gov
https://clinicaltrials.gov/show/NCT00071643
Aufrufdatum: 08.07.2015

116. Weiss, Claudia (2014): Humor in Pflegeheimen. Kommt der Clown, geht die Angst. In: www.curaviva.ch
http://www.curaviva.ch/upload/7589311EBD/5D242FAD61/95668EB16F.pdf
Aufrufdatum: 04.09.2015

117. Wikipedia.org (2015): CANTAB und CANTAB-PAL-Test. In: Cambridge Neuropsychological Test Automated Battery.
https://en.wikipedia.org/wiki/Cambridge_Neuropsychological_Test_Automated_Battery
Aufrufdatum: 16.09.2015

118. Wikipedia.org (2015): Ian J. Deary. In: Ian Deary-Wikipedia.
https://de.wikipedia.org/wiki/Ian_Deary
Aufrufdatum: 03.09.2015

119. Wikipedia.org (2015): Kognition. In: Kognition-Wikipedia.
https://de.wikipedia.org/wiki/Kognition
Aufrufdatum: 08.07.2015

120. Wikipedia.org (2015): MMSE. In: Mini-Mental-Status-Test-Wikipedia.
https://de.wikipedia.org/wiki/Mini-Mental-Status-Test
Aufrufdatum: 02.09.2015

121. Wikipedia.org (2015): PANSS. In: Positive and Negative Syndrome Scale-Wikipedia.
https://en.wikipedia.org/wiki/Positive_and_Negative_Syndrome_Scale
Aufrufdatum: 17.09.2015

122. Wikipedia.org (2015): Therapeutic Touch. In: Therapeutic Touch-Wikipedia.
https://de.wikipedia.org/wiki/Therapeutic_Touch
Aufrufdatum: 17.09.2015

123. Wissenschaftliches Institut der AOK (WIdO) 2015: Amtlicher ATC-Code. In: Anatomisch-therapeutisch-chemische Klassifikation mit Tagesdosen. Amtliche Fassung des ATC-Index mit DDD-Angaben für Deutschland im Jahre 2015.
http://wido.de/amtl_atc-code.html
Aufrufdatum: 02.12.2015

124. Wolter, Dirk K.: Neuroleptika für Demenzkranke. Risiken und zulassungsüberschreitende Anwendung. In: www.mabuse-verlag.de
http://www.mabuse-verlag.de/Downloads/1596/180_Wolter_Neuroleptika-fuer-Demenzkranke.pdf
Aufrufdatum: 09.09.2016

125. Vollmuth, Jan(12/2015): Karate stärkt Gesundheit von Senioren. In: Psychologie Nachrichten.
http://psychologienachrichten.de/?p=2257
Aufrufdatum: 21.07.2015

126. Yurko-Mauro, Karin, Alexander, Dominik D., Van Elswyk, Mary, E. (2015): Docosahexaenoic Acid and Adult Memory: A Systematic Review and Meta-Analysis. In: U.S. National Library of Medicine.
http://www.ncbi.nlm.nih.gov/pmc/articles/PMC4364972/
Aufrufdatum: 08.07.2015

127. Yurko-Mauro, K., McCarthy, D., Rom, D., Nelson, E. B., Ryan, A. S., Blackwell, A., Salem, N. Jr., Stedman, M., MIDAS Investigators(2010): Beneficial effects of docosahexaenoic acid on cognition in age-related cognitive decline. In: U.S. National Library of Medicine.
http://www.ncbi.nlm.nih.gov/pubmed/20434961
Aufrufdatum: 08.07.2015

SCHRIFTENREIHE MASTERSTUDIENGANG CONSUMER HEALTH CARE

herausgegeben von Prof. Dr. Marion Schaefer

ISSN 1869-6627

1 *Lena Harmann*
Patienteninformation und Shared Decision Making im Lichte des Publikumswerbeverbotes für verschreibungspflichtige Arzneimittel
ISBN 978-3-8382-0056-9

2 *Janna K. Schweim*
Untersuchungen zum Arzneimittelversandhandel aus Verbrauchersicht
ISBN 978-3-8382-0071-2

3 *Ansgar Muhle*
Deutsche Gesundheitsportale im Netz
Kritische Einschätzung anhand der gängigen Qualitätssiegel
ISBN 978-3-8382-0086-6

4 *Elizabeth Storz*
Psychopharmakamarkt in Deutschland
Eine Untersuchung zu den Strukturveränderungen durch das Arzneiversorgungs-Wirtschaftlichkeitsgesetz (AVWG)
ISBN 978-3-8382-0109-2

5 *Ursula Sellerberg*
Heilpflanzen-Datenbanken im Internet
Eine kritische Untersuchung anhand verbraucherrelevanter Kriterien
ISBN 978-3-8382-0092-7

6 *Rüdiger Kolbeck*
Arzneimittelfälschungen auf globaler und nationaler Ebene
Eine Studie über das Problembewusstsein bei Patienten und Experten
ISBN 978-3-8382-0155-9

7 *Silke Lauterbach*
Das diabetische Fußsyndrom
Ein Ratgeber zur Identifizierung von Risikopatienten in der Apotheke
ISBN 978-3-8382-0182-5

8 *Judith Rommerskirchen*
Die Arzneimittelrabattverträge der gesetzlichen Krankenversicherungen
Eine Studie über Probleme bei ihrer Umsetzung an der Schnittstelle von Arzt und Apotheker
ISBN 978-3-8382-0253-2

9 *Verena Purrucker*
Möglichkeiten und Grenzen von Franchisesystemen in der zahnärztlichen Versorgung in Deutschland
ISBN 978-3-8382-0186-3

10 *Stefan Prüller*
Risiken und Nebenwirkungen auf der Spur
Konsumentenberichte über unerwünschte Arzneimittelwirkungen als Chance für Krankenkassen
ISBN 978-3-8382-0318-8

11 *Denny Lorenz*
Development of a Standard Report for Signal Verification on Public Adverse Event Databases
ISBN 978-3-8382-0432-1

12 *Kerstin Bendig*
Risikomanagement in der Arzneimittelsicherheit
Ansätze zur Effektivitätsbewertung von Risikominimierungsmaßnahmen in den USA und Europa im Vergleich
ISBN 978-3-8382-0438-3

13 *Dirk Klintworth*
Reporting Guidelines und ihre Bedeutung für die Präventions- und Gesundheitsförderungsforschung
ISBN 978-3-8382-0448-2

14 *Judith Weigel*
Schwangerschaft bei Frauen mit und ohne Autoimmunerkrankungen
Ein Vergleich hinsichtlich der mütterlichen Charakteristika und des Ausgangs der Schwangerschaft
ISBN 978-3-8382-0468-0

15 *Christopher Funk*
Mobile Softwareanwendungen (Apps) im Gesundheitsbereich
Entwicklung, Marktbetrachtung und Endverbrauchermeinung
ISBN 978-3-8382-0493-2

16 *Carmen Flecks*
Auf der Suche nach Psychotherapie
Bedarfsplanung für die Psychotherapie unter besonderer Berücksichtigung des Versorgungsstrukturgesetzes 2012 (GKV-VStG)
ISBN 978-3-8382-0498-7

17 *Beate Kern*
Arzneimittel für seltene Erkrankungen:
Evidenzlevel der Wirksamkeitsstudien, Frühe Nutzenbewertung und Preisentwicklung in Deutschland
ISBN 978-3-8382-0762-9

18 *Heike Dally*
Anforderungen an das Design klinischer Studien in der Onkologie nach Einführung der frühen Nutzenbewertung
ISBN 978-3-8382-0933-3

19 *Malena Johannes*
Big Data for Big Pharma
An Accelerator for The Research and Development Engine?
ISBN 978-3-8382-0942-5

20 *Christian Keinki*
Informationsbroschüren für Krebspatienten
Eine empfehlenswerte Quelle für Ratsuchende?
ISBN 978-3-8382-0920-3

21 *Anne Thoring*
Gesundheits-Applikationen (Apps) von pharmazeutischen Unternehmen und Medizinprodukte-Herstellern
Chancen und Risiken für die Patientenkommunikation
ISBN 978-3-8382-1009-4

22 *Cornelia Wiese*
Frühe Nutzenbewertung von Arzneimitteln aus Sicht der behandelnden Ärzte
ISBN 978-3-8382-0923-4

23 *Raphael Sell*
Arzneimitteltherapiesicherheit aus der Apotheke
Eine Studie zur Medikationsanalyse
ISBN 978-3-8382-1187-9

24 *Moritz Bayer*
Das „Showrooming"-Verhalten von Konsumenten im deutschen Arzneimittel- und Apothekenmarkt
Ursachen, Ausprägungen und strategische Handlungsempfehlungen für die operative Apothekenführung
ISBN 978-3-8382-1160-2

25 *Renate Wittig*
Alternativen zum Psychopharmakaeinsatz in Senioreneinrichtungen
ISBN 978-3-8382-1212-8

Kolibri 360 GmbH
Ferdinand-Jühlke-Straße 7
99095 Erfurt, Deutschland
produktsicherheit@kolibri360.de